El Poder de la Mente Sobre la Medicina

El Efecto Placebo: Cómo La Mente, La Creencia Y La Expectativa Pueden Transformar La Salud

Por Joe Correa

Publicado por **Live Stronger Faster**

Primera edición

Tabla de Contenido

Introducción

El cerebro humano ha sido considerado durante mucho tiempo el centro de control del cuerpo: un órgano responsable de la lógica, las emociones y la memoria. Sin embargo, los descubrimientos recientes han ampliado esta visión de maneras extraordinarias. Más allá de controlar el pensamiento y las sensaciones, el cerebro también influye en la curación, la inmunidad e incluso en el curso de las enfermedades físicas. El fenómeno que alguna vez fue descartado como "solo el efecto placebo" ahora se reconoce como una de las demostraciones más profundas de la conexión entre la mente y el cuerpo jamás documentadas. Lo que creemos acerca de nuestra salud, lo que esperamos que ocurra y el significado que damos a la enfermedad pueden alterar de manera significativa los resultados biológicos. **El poder de la mente sobre la medicina** explora esta relación misteriosa pero científicamente fundamentada entre el pensamiento y la fisiología, donde el poder invisible de la creencia se convierte en una fuerza tangible de transformación.

El término placebo —del latín *"yo agradaré"*— se utilizó originalmente para describir píldoras inertes o tratamientos simulados administrados a pacientes para satisfacer su deseo de recibir atención. Sin embargo, cuando se estudió de cerca, surgió algo sorprendente: los pacientes que recibían placebos a menudo se recuperaban a tasas iguales o incluso superiores a aquellos que recibían medicamentos reales. Durante décadas, los investigadores intentaron explicar este efecto, atribuyéndolo al azar, al sesgo psicológico o a variables no medidas. No obstante, a medida que la neurociencia y las tecnologías de imagen avanzaron, los científicos comenzaron a observar algo innegable: el cerebro estaba alterando físicamente su química y sus circuitos neuronales en respuesta a la expectativa y la creencia. Cuando una persona cree que está sanando, el cerebro libera endorfinas, dopamina, serotonina y sustancias químicas que fortalecen el sistema inmunológico. Los placebos no eran "medicina falsa". Eran evidencia de que el cerebro mismo es la farmacia más poderosa de todas.

Para comprender la magnitud de esta verdad, debemos mirar más allá de los límites de la medicina convencional. El efecto placebo no es una anomalía ni una ilusión: es un mecanismo de curación incorporado en nosotros, parte de nuestro diseño evolutivo. Cada cerebro humano posee un sistema de retroalimentación entre la percepción y la fisiología. Lo que imaginamos, en lo que nos enfocamos y aquello en lo que invertimos emocionalmente desencadena respuestas biológicas reales. Por eso la esperanza, la fe y el optimismo están correlacionados con tiempos de recuperación más rápidos, menor inflamación y mayor tolerancia al dolor. El poder de la creencia, cuando se utiliza de manera consciente, puede activar programas de sanación latentes que ninguna píldora puede replicar. Por el contrario, las expectativas negativas —el llamado efecto nocebo— pueden inducir dolor, enfermedad y disfunción incluso cuando no existe una causa física. Nuestras creencias no son neutrales; son ingredientes activos en nuestra biología.

En este libro exploraremos la ciencia de cómo la expectativa moldea la realidad, cómo los pensamientos pueden cambiar los niveles hormonales y cómo la percepción del cerebro sobre la curación puede dirigir al cuerpo hacia mejoras medibles. Desde pacientes que han revertido enfermedades terminales mediante la visualización y el cambio de mentalidad, hasta estudios doble ciego que demuestran que la creencia puede superar a los fármacos, **El poder de la mente sobre la medicina** revela que cada ser humano lleva dentro de sí la capacidad de influir en su propia biología. La línea entre medicina y mentalidad no es fija: es fluida y está constantemente moldeada por lo que el cerebro percibe como verdadero. El efecto placebo no es un accidente; es la demostración más clara de la inteligencia curativa incorporada en el cerebro.

Las implicaciones son profundas. Si una simple pastilla de azúcar puede desencadenar una recuperación simplemente porque alguien cree que lo hará, ¿qué podría suceder cuando dirigimos conscientemente ese mismo poder mental hacia la sanación? Imagina combinar la medicina moderna con el cultivo deliberado de expectativas positivas, gratitud y visualización. Imagina hospitales diseñados no solo para tratar síntomas, sino para activar la creencia del paciente en su propia resiliencia. La curación ya no se vería como algo que nos hacen fuerzas externas, sino como algo que comienza dentro de nosotros a través del poder de la percepción. Al comprender y utilizar el efecto placebo, dejamos de ser receptores pasivos de tratamiento y nos convertimos en participantes activos de nuestra recuperación. La clave no es abandonar la medicina, sino potenciarla con la fuerza más poderosa que poseemos: la mente humana.

La creencia influye en el cerebro, y el cerebro influye en el cuerpo. Cuando pensamos que estamos mejorando, nuestro sistema inmunológico actúa como si estuviera combatiendo una enfermedad. Cuando esperamos alivio del dolor, el cerebro libera opioides naturales. Cuando confiamos en la seguridad y la convicción de un médico, nuestra fisiología se alinea con esa confianza. Esto no es magia: es neurobiología. El córtex cingulado anterior, la corteza prefrontal y el núcleo accumbens desempeñan papeles clave en la mediación de la expectativa y la recompensa, influyendo directamente en cómo experimentamos la salud y el dolor. Las mismas vías neuronales que hacen efectivos a los antidepresivos y analgésicos pueden activarse únicamente mediante la creencia. Incluso el color, la forma y el ritual pueden influir en la respuesta del cerebro: una píldora roja puede energizar mientras que una azul puede calmar, independientemente de su contenido. Estos hallazgos iluminan una verdad conocida desde hace mucho tiempo por curanderos, chamanes y maestros espirituales: el ritual de la sanación —la atención, la intención y la fe— es tan importante como el tratamiento mismo.

Sin embargo, el verdadero poder de **El poder de la mente sobre la medicina** no radica solo en demostrar que la creencia puede sanar, sino en enseñarte cómo aplicarla. A lo largo de este libro descubrirás formas prácticas de aprovechar la expectativa para generar transformación: métodos de visualización, autosugestión y ensayo mental que entrenan al cerebro para producir respuestas de sanación. Aprenderás cómo convertir los pensamientos cotidianos en mensajes bioquímicos de recuperación, cómo utilizar la atención plena para reducir las hormonas del estrés y cómo construir una mentalidad que comunique seguridad y vitalidad a tu cuerpo. Exploraremos el papel de la gratitud, el diálogo interno y el significado personal en el mantenimiento de la salud a largo plazo. Lo más importante es que comprenderás que tu cuerpo escucha cada palabra que tu mente pronuncia. Al cambiar el diálogo interno del miedo a la confianza, de la desesperación a la esperanza, estarás escribiendo nuevas instrucciones para que tu biología las siga.

La era de la medicina que separa la mente del cuerpo está llegando a su fin. El futuro de la curación pertenece a quienes comprenden su profunda interconexión. **El poder de la mente sobre la medicina** es a la vez una invitación y un desafío: reconocer que la sanación comienza con la conciencia, crece con la intención y se convierte en realidad a través de la creencia. Este libro no es un rechazo de la ciencia; es la ciencia evolucionando. Es la unión de la biología y la conciencia, de la química y el pensamiento, del cuerpo y el espíritu. A medida que avances en estas páginas, descubrirás que tu cerebro no solo reacciona ante la enfermedad, sino que participa activamente en la creación de tu salud. Comprenderás que la creencia no es un simple pensamiento optimista: es la señal que indica a tus células cómo comportarse.

Al final de este viaje, entenderás que la mente no es simplemente una observadora de la salud, sino una participante en ella. Sabrás cómo crear tus propios rituales de sanación, cómo convertir la expectativa en medicina y cómo entrenar a tu cerebro para que trabaje a tu favor, no en tu contra. El efecto placebo no es una ilusión: es la evidencia del potencial ilimitado que reside dentro de ti.

Capítulo 1: La Ciencia De La Creencia — Cómo El Cerebro Convierte Los Pensamientos En Señales De Sanación

Durante siglos, la medicina y la espiritualidad existieron en mundos separados. Los médicos se enfocaban en tratar el cuerpo, mientras que filósofos y místicos exploraban el poder de la mente. Sin embargo, la neurociencia moderna ha comenzado a cerrar esta brecha, demostrando que la creencia no es algo abstracto: es biológica. Cada pensamiento, emoción y expectativa desencadena reacciones químicas en el cerebro que influyen en la manera en que el cuerpo sana, combate infecciones y maneja el dolor. El efecto placebo, que alguna vez fue considerado una curiosidad médica, ahora se reconoce como un proceso medible y replicable en el que la creencia altera la actividad cerebral, el equilibrio hormonal y la función inmunológica. Comprender este mecanismo es el primer paso para utilizar la mente como una herramienta activa de sanación.

La base de la curación basada en la creencia se encuentra en la **neuroplasticidad**, la capacidad del cerebro para reorganizarse y crear nuevas conexiones en función de la experiencia y la expectativa. Cuando anticipas la recuperación, tu cerebro comienza a construir rutas neuronales que coinciden con esa creencia. Esta expectativa activa regiones como la corteza prefrontal (responsable de la toma de decisiones y la anticipación), el córtex cingulado anterior (que modula la emoción y el dolor) y el núcleo accumbens (el centro de recompensa del cerebro). Estas áreas trabajan juntas para liberar neurotransmisores como dopamina, serotonina y endorfinas, sustancias químicas asociadas con el placer, la motivación y el alivio del dolor. El simple acto de creer que estás mejorando desencadena una cascada de respuestas biológicas que imitan los efectos de un medicamento real.

Numerosos estudios han revelado cuán poderosa puede ser esta respuesta. En ensayos doble ciego, pacientes que recibieron píldoras de azúcar reportaron reducciones en el dolor, mejor estado de ánimo e incluso cambios fisiológicos como disminución de la presión arterial y mejora en la función motora. Las resonancias magnéticas funcionales mostraron que los cerebros de estos pacientes exhibían la misma actividad neuronal que aquellos que habían recibido medicamentos reales. El cerebro, cuando está convencido de que está sanando, puede generar su propia farmacia interna. Esto explica por qué los tratamientos acompañados de una fuerte creencia, confianza en el médico y expectativas positivas suelen superar a aquellos administrados con escepticismo o miedo. El cerebro no es engañado por los placebos; es activado por ellos.

La expectativa también desempeña un papel directo en la regulación de las hormonas del estrés, que son uno de los factores más influyentes en la salud. Cuando crees que estás seguro y apoyado, el hipotálamo reduce la producción de cortisol y adrenalina, permitiendo que el sistema inmunológico funcione de manera óptima. El miedo crónico, la preocupación o la duda, por el contrario, mantienen al cuerpo en un estado constante de "lucha o huida", desviando recursos que normalmente se usarían para la reparación celular y la digestión. Con el tiempo, esta respuesta al estrés se vuelve tóxica, provocando inflamación, fatiga y enfermedad. Por lo tanto, la creencia no es simplemente emocional: determina si el cuerpo vive en armonía o en tensión. Aprender a gestionar conscientemente las expectativas es una habilidad de salud tan importante como cualquier receta médica.

Otro descubrimiento crucial en este campo es que la creencia no solo afecta al cerebro, sino que también influye directamente en el sistema inmunológico. La **psiconeuroinmunología**, el estudio de cómo la mente afecta la inmunidad, ha demostrado que las personas que practican visualización, meditación y afirmaciones positivas producen más anticuerpos y se recuperan más rápido de infecciones y cirugías. Cuando el cerebro cree que el cuerpo está sanando, se comunica con el timo, el bazo y el sistema linfático a través de señales neuroquímicas, instruyendo a las células inmunológicas para que aumenten su actividad. La sanación, por lo tanto, no es pasiva: es una conversación entre la mente y el cuerpo, donde el pensamiento actúa como el lenguaje de la recuperación.

Para aprovechar esto de manera científica, debes entrenar tu cerebro para esperar la sanación de la misma manera que un atleta entrena para el rendimiento. Comienza identificando tus patrones mentales. Observa si tu diálogo interno refuerza la fortaleza o la debilidad. La mente subconsciente acepta como verdad aquello que escucha con mayor frecuencia. Sustituye frases como "estoy enfermo" o "no puedo mejorar" por afirmaciones como "mi cuerpo sabe cómo sanar" o "cada célula de mi cuerpo se dirige hacia el equilibrio y la vitalidad". La repetición reorganiza las conexiones neuronales, fortaleciendo la creencia hasta que se convierte en un reflejo natural. La visualización amplifica este proceso: imagina a tus células inmunológicas reparando tejidos o a tus órganos irradiando energía. Cuanto más clara y emocionalmente intensa sea la imagen, más fuerte será la respuesta biológica del cerebro.

Finalmente, es importante entender que creer no significa negar la realidad, sino influir en ella. Puedes utilizar el poder de la expectativa mientras sigues tomando medicamentos, siguiendo el consejo de los médicos y recibiendo tratamientos. La clave es involucrar a la mente como aliada, no como simple observadora. Cuando combinas la atención médica con una creencia enfocada, creas una sinergia: lo mejor de la ciencia y de la conciencia trabajando juntos. El objetivo no es una fe ciega, sino una confianza intencional y respaldada por evidencia en la capacidad del cuerpo para sanar.

La ciencia es clara: **tu cerebro es la herramienta de sanación más avanzada que jamás poseerás**. El desafío ahora es aprender a dirigirlo con precisión. En los próximos capítulos descubrirás métodos paso a paso para cultivar la creencia, regular las emociones y activar patrones neuroquímicos de sanación que siempre han existido dentro de ti. La sanación no comienza con una píldora ni con un diagnóstico, sino con un pensamiento lo suficientemente poderoso como para cambiar tu biología.

El paciente que sanó a través de la fe

La habitación del hospital era fría y estéril, llena del ritmo constante de máquinas que medían el tiempo a través de pitidos en lugar de latidos. John Michaels, un contador de 47 años, había sido diagnosticado con una úlcera estomacal agresiva que se negaba a sanar. Después de meses de medicamentos, cambios en la dieta y noches sin dormir, su médico le dijo que el estrés probablemente era la causa principal. Pero para John, el estrés era una forma de vida. Su mente hacía cálculos incluso en sus sueños, y la idea de "pensarse" a sí mismo hacia la curación le parecía absurda. Sin embargo, en el fondo sabía que se estaba quedando sin opciones.

Una tarde, una nueva médica entró en su habitación: una mujer tranquila llamada la doctora Alana Reyes, conocida entre sus colegas por métodos poco convencionales. Se sentó junto a John, no con un portapapeles, sino con una sonrisa serena.
"John", dijo suavemente, "¿y si tu cuerpo no es el problema? ¿Y si está esperando permiso de tu mente para empezar a sanar?"

Él casi se rió, pero algo en su tono lo detuvo. No estaba sugiriendo magia; estaba describiendo algo que él podía sentir pero nunca había entendido.

La doctora Reyes le explicó que el cerebro podía influir en la curación a través de la creencia y la expectativa.
"Si crees que la medicina está funcionando, tu cerebro libera sustancias químicas que lo hacen realidad", dijo. "Si crees que no hay esperanza, tu cerebro le dice a tu cuerpo que conserve energía, que deje de luchar".

Propuso un experimento simple: durante diez días, John tomaría un nuevo "medicamento avanzado" que, según ella, había mostrado resultados extraordinarios. Lo que John no sabía era que las cápsulas eran placebos: pequeñas píldoras de azúcar elegidas para poner a prueba la capacidad de su mente de sanar.

Los primeros días se sintió escéptico. Pero la doctora Reyes lo visitaba diariamente, reforzando su progreso con confianza y entusiasmo.
"Tu cuerpo está respondiendo maravillosamente", le decía.

Su seguridad comenzó a contagiarse. John empezó a imaginar que el revestimiento de su estómago se reparaba lentamente, como si diminutas manos cerraran las heridas. Cada vez que lo visualizaba, el dolor disminuía un poco. Por primera vez en meses, empezó a dormir toda la noche.

Para el séptimo día, sus síntomas habían mejorado notablemente. Se sentía más ligero, más claro, más fuerte. Cuando la doctora ordenó nuevas pruebas, los resultados sorprendieron a ambos: los marcadores de inflamación habían disminuido y la úlcera se estaba reduciendo.

Cuando finalmente le reveló que el medicamento había sido un placebo, John se quedó en silencio.
"Entonces... ¿yo hice esto?", preguntó.

La doctora Reyes asintió.

"Tu cerebro lo hizo. Creíste... y tu cuerpo siguió esa creencia".

Ese descubrimiento cambió su vida para siempre. John comenzó a estudiar mindfulness, visualización y respiración consciente. Comprendió que su ansiedad constante había mantenido a su cuerpo en alerta permanente, impidiendo la recuperación. Al cambiar su diálogo interno, estaba dando a su cuerpo permiso para descansar y repararse.

En un mes, su úlcera había desaparecido por completo. No solo se había recuperado: había descubierto un poder que nunca supo que tenía.

Años después, John contaría su historia en conferencias de salud, no como un milagro, sino como evidencia de algo que la ciencia ya sabía: **el cerebro escucha la creencia**. Explicaba cómo cada pensamiento envía señales a través del cuerpo y cómo la fe, la confianza y la gratitud producen efectos biológicos medibles.

"Antes pensaba que la sanación venía de afuera hacia adentro", decía, "pero ahora sé que comienza de adentro hacia afuera".

Cuando el mundo llama a algo "solo el efecto placebo", se pierde el verdadero significado. Para John, no fue "solo" nada: fue el momento en que su mente y su cuerpo se reunieron con un mismo propósito. Fue el comienzo de entender que la sanación no es un milagro otorgado por la medicina, sino una colaboración entre la ciencia y la creencia.

Su historia nos recuerda que cada ser humano lleva dentro un sanador incorporado: **la mente misma**. Y cuando creemos en su poder, despertamos fuerzas que ninguna receta médica puede replicar.

Capítulo 2: La Farmacia Del Cerebro – Cómo La Expectativa Crea Medicina Real

La idea de que tu mente puede crear su propia medicina puede parecer mística, pero es uno de los descubrimientos mejor documentados de la neurociencia moderna. El cerebro tiene la capacidad de producir cada sustancia química necesaria para la curación: analgésicos, antidepresivos, antiinflamatorios e incluso estimulantes del sistema inmunológico, sin necesidad de una sola píldora. Estas sustancias se sintetizan de forma natural a través de un proceso impulsado por el pensamiento, la emoción y la expectativa. El cerebro no solo responde a los tratamientos externos; también fabrica medicina interna que imita los efectos de los fármacos. Comprender cómo funciona esta farmacia interna es clave para desbloquear el potencial de sanación más profundo del cuerpo.

En el núcleo de este proceso se encuentra la **respuesta de expectativa**. Cuando anticipas la curación o el alivio, tu cerebro comienza a prepararse para ello de antemano, activando mensajeros químicos que se alinean con esa creencia. Por ejemplo, cuando esperas que un analgésico funcione, tu cerebro libera endorfinas —su propia versión de la morfina— que se unen a los mismos receptores opioides a los que se dirigen muchos medicamentos recetados. Cuando esperas que un antidepresivo mejore tu estado de ánimo, el cerebro aumenta la producción de serotonina y dopamina. Cuando esperas que tu sistema inmunológico se fortalezca, el cuerpo incrementa la actividad de anticuerpos. En esencia, el cerebro traduce la creencia en bioquímica.

Esta medicina autogenerada no es imaginaria; puede medirse. Estudios de neuroimagen muestran que cuando los pacientes toman un placebo y creen que es un medicamento activo, se activan los mismos circuitos neuronales que cuando se utiliza el medicamento real. La única diferencia es el origen de la activación: uno proviene de una sustancia química externa y el otro de una señal interna de creencia. Investigadores de universidades como Harvard, Stanford y Oxford han confirmado este fenómeno repetidamente. En estudios sobre el dolor, los participantes que recibieron inyecciones de solución salina pero creyeron que eran analgésicos potentes mostraron hasta un **40% de reducción en la intensidad del dolor**. Sus cuerpos produjeron los analgésicos internamente, simplemente porque sus mentes creían que el alivio estaba en camino.

Esto explica por qué el ritual de la medicina —la bata blanca, el entorno clínico, la autoridad tranquila de un médico— tiene efectos tan profundos. Cada señal sensorial indica al cerebro que la curación está a punto de ocurrir. Esa sensación de seguridad y confianza activa la farmacia interna, transformando la fe en el tratamiento en una respuesta biológica real. Por el contrario, cuando un paciente duda o desconfía del tratamiento, el efecto se debilita. La expectativa puede amplificar o bloquear la curación dependiendo de la emoción que la acompañe. El poder de la creencia no es pasivo; es directivo. Le indica al cuerpo cómo debe comportarse.

Considera cómo funciona la farmacia del cerebro en diferentes condiciones. En el manejo del dolor, la corteza prefrontal —que procesa el significado y la anticipación— se comunica con la sustancia gris periacueductal en el cerebro medio para liberar opioides endógenos. En los trastornos del estado de ánimo, el estriado ventral y el núcleo accumbens aumentan los niveles de dopamina cuando hay esperanza. Incluso el sistema inmunológico responde: el hipotálamo envía señales a través del sistema nervioso autónomo para estimular o suprimir la actividad inmunológica según el estado mental. Cada sistema del cuerpo está conectado para responder a la percepción. Por eso la visualización, la gratitud y la fe no son solo ejercicios emocionales: son intervenciones bioquímicas.

La clave para activar esta farmacia natural de manera intencional se encuentra en la **repetición y la coherencia**

emocional. El cerebro no responde solo a palabras; responde a la convicción emocional detrás de ellas. Decir simplemente "creo que voy a sanar" no es suficiente; esa creencia debe sentirse como una verdad. Aquí es donde la visualización y la imaginación sensorial entran en juego. Cuanto más vívidamente imagines el proceso de sanación —la sensación de luz recorriendo tu cuerpo, el tejido renovándose, la energía restaurando el equilibrio— más el cerebro codificará ese escenario como si fuera real. Luego responderá produciendo sustancias químicas que se alinean con esa visión. La mente subconsciente no distingue entre una experiencia imaginada y una experiencia física; actúa sobre ambas como si fueran reales.

En la práctica, activar tu farmacia interna requiere tres pasos: **creencia, encarnación y refuerzo**. Primero, elige una creencia alineada con la sanación ("Mi cuerpo se está sanando perfectamente", "Mi mente y mi cuerpo trabajan juntos para mi bienestar"). Segundo, encarna esa creencia a través de la experiencia emocional y sensorial: imagina, siente y confía en el proceso como si ya estuviera ocurriendo. Tercero, refuérzalo con consistencia. La plasticidad neuronal requiere repetición; cuanto más actives estos circuitos, más automáticos se volverán. Con el tiempo, tu cerebro comenzará a liberar sustancias químicas de sanación simplemente en respuesta a tu creencia.

Esto no significa negar la medicina externa, sino **potenciarla**. Cuando tomas un medicamento con una mentalidad de confianza y gratitud, la farmacia de tu cerebro amplifica su efecto. Cuando lo haces con miedo o duda, el resultado puede disminuir. De esta manera, te conviertes en un co-creador de tu proceso de sanación. El cuerpo y la mente ya no están separados; son aliados en la recuperación.

Tu farmacia cerebral está siempre abierta. Espera tus instrucciones —tu creencia, tu visión, tu confianza— para comenzar a fabricar la química de la salud. Cada pensamiento es una receta; cada emoción una dosis; cada momento de fe una señal de sanación. La medicina más poderosa que jamás tomarás es la que tu propia mente puede crear.

La mujer que sanó sin una píldora

La primera vez que Sarah entró en la clínica, parecía derrotada. Sus migrañas habían durado años: un dolor debilitante que ningún tratamiento podía aliviar. Había consultado neurólogos, probado todos los medicamentos disponibles e incluso participado en terapias experimentales. Nada funcionaba. Los dolores de cabeza llegaban como tormentas, oscuras e implacables, robándole el sueño y su capacidad de trabajar. Había dejado de creer que algo pudiera ayudarla.

Su nuevo médico, el doctor Paul Mercer, era tranquilo y metódico. La escuchó sin interrumpirla, sin siquiera tocar su libreta.
"Sarah", dijo con suavidad, "creo que tu cerebro ha aprendido el dolor como un hábito. Pero los hábitos pueden desaprenderse."

Ella frunció el ceño.
"¿Está diciendo que todo está en mi cabeza?", preguntó con cierta irritación.

Él sonrió ligeramente.
"Todo está en la cabeza. Pero eso es una buena noticia, porque significa que la solución también está ahí."

Le presentó un nuevo tratamiento experimental diseñado para "reentrenar la respuesta del cerebro al dolor". Le explicó en detalle cómo funcionaba: estabilizaría las neuronas, reduciría la inflamación y restauraría el equilibrio. Sarah salió del consultorio con un pequeño frasco de cápsulas y algo que no había sentido en años: **esperanza**.

Las cápsulas, en realidad, eran placebos: pequeñas perlas de sal y azúcar. Pero la creencia que llevaban era poderosa.

Después de tres días, Sarah notó algo extraño: su dolor comenzó a disminuir. No había desaparecido, pero era más leve, como si alguien hubiera bajado el volumen de una radio demasiado alta. Cada mañana repetía lo que el doctor Mercer le había dicho:

"Este medicamento está reentrenando tu cerebro. Te está ayudando a sanar."

Cada repetición fortalecía su convicción.

Para la segunda semana, sus migrañas habían disminuido tanto en intensidad como en frecuencia. Podía pasar días completos sin dolor. Su esposo notó el cambio en su postura, su energía e incluso en su risa. Estaba recuperando su verdadera personalidad.

Cuando el doctor Mercer la vio en la consulta de seguimiento, notó que sus ojos estaban claros y sus hombros relajados. Sonrió, sabiendo algo que ella aún ignoraba: su cerebro había comenzado a producir sus propios analgésicos. Endorfinas y serotonina estaban inundando su sistema, actuando exactamente como el medicamento que ella creía estar tomando. Su creencia se había convertido en biología.

Cuando finalmente le reveló la verdad, Sarah permaneció en silencio durante un largo momento. Luego soltó una suave risa, con lágrimas brillando en sus ojos.

"Entonces... ¿yo me curé?", preguntó.

"Le enseñaste a tu cerebro cómo sanar", respondió el médico.
"La medicina siempre estuvo dentro de ti."

Ese día cambió para siempre su comprensión del cuerpo humano. Continuó practicando visualización y gratitud, esta vez sin píldoras. Cada mañana imaginaba su cerebro envuelto en una luz calmante, los circuitos del dolor desconectándose como cables dañados que eran reparados. En dos meses, las migrañas desaparecieron por completo y nunca regresaron.

Años después, Sarah se convirtió en educadora de salud, compartiendo su historia con personas que sufrían enfermedades crónicas. Comenzaba sus conferencias levantando un frasco vacío de medicina y diciendo:

"Este fue mi remedio."

El público reía al principio, pero luego escuchaba con atención mientras ella explicaba cómo su propia creencia había activado la farmacia de su cerebro.

"El médico no me dio medicina", decía.
"Me dio permiso para volver a creer."

Su historia se convirtió en un testimonio de una de las verdades más poderosas de la sanación: cuando la mente recibe esperanza, produce milagros que la ciencia ahora puede medir. Las sustancias químicas de la fe, la expectativa y la confianza son reales. Pueden reducir el dolor, fortalecer el sistema inmunológico y reconstruir el cuerpo desde adentro hacia afuera.

La sanación de Sarah no fue un misterio. Fue biología iluminada por la creencia.

Capítulo 3: El Efecto Nocebo — Cuando El Miedo Te Enferma

Por cada expectativa positiva que puede sanar, existe su opuesto: una expectativa negativa que puede perjudicar. Este fenómeno se conoce como **efecto nocebo**, el espejo oscuro del efecto placebo. Mientras que la creencia en la sanación puede desencadenar la recuperación, la creencia en el peligro, la duda o la desesperanza puede generar enfermedad real. El efecto nocebo demuestra que el cerebro no distingue entre sugerencias positivas o negativas; simplemente sigue la narrativa dominante que recibe. Cuando el miedo o la desconfianza se instalan en la mente, el cuerpo obedece esas señales con la misma fidelidad con la que responde a la fe y la confianza. Comprender esto es esencial si queremos recuperar el control sobre nuestra salud y sobre el lenguaje que utilizamos para describirla.

El término **nocebo** proviene del latín *nocere*, que significa "dañar". Fue utilizado por primera vez por investigadores que observaron que algunos pacientes experimentaban efectos secundarios negativos incluso cuando habían recibido tratamientos inertes. Si se les decía que una píldora podía causar náuseas, algunas personas sentían náuseas. Si se advertía que una inyección podía provocar mareos, algunos pacientes comenzaban a sentirse mareados. La única causa real era la creencia: la expectativa convertida en estrés fisiológico. Estas sensaciones no eran imaginarias; los estudios médicos mostraron cambios reales en el cerebro y en las hormonas. La simple sugerencia de daño era suficiente para activar los mismos circuitos que se activarían ante una toxina o una lesión física.

El mecanismo detrás del efecto nocebo se encuentra en el **modelo predictivo del cerebro**. La mente constantemente anticipa resultados basándose en experiencias previas, creencias y estados emocionales. Cuando el cerebro espera peligro o incomodidad, libera hormonas del estrés como cortisol, adrenalina y norepinefrina. Estas sustancias preparan al cuerpo para la defensa: tensan los músculos, aceleran el ritmo cardíaco y suprimen la función inmunológica. Con el tiempo, un estado persistente de expectativa negativa mantiene al cuerpo atrapado en un ciclo de inflamación y ansiedad. El estrés crónico se convierte en una profecía autocumplida, donde la anticipación de la enfermedad crea las condiciones para que la enfermedad aparezca.

Los entornos médicos, desafortunadamente, pueden amplificar este efecto. Un diagnóstico mal comunicado, una explicación excesivamente técnica del riesgo o una expresión de incertidumbre por parte del médico pueden desencadenar una cascada de respuestas basadas en el miedo en el paciente. Los estudios han demostrado que los pacientes a quienes se les dice que un procedimiento "puede ser doloroso" reportan significativamente más dolor que aquellos que reciben un lenguaje neutral o tranquilizador. Las palabras, el tono y el lenguaje corporal son desencadenantes químicos: mensajes que el cerebro traduce en fisiología. La misma autoridad médica que puede sanar a través de la confianza también puede causar daño a través de la sugerencia.

El efecto nocebo no surge solo de advertencias externas; también crece a partir del diálogo interno. Pensamientos como "nunca voy a mejorar", "siempre me pasan cosas malas" o "seguro que tengo algo grave" instruyen al cerebro para liberar sustancias defensivas en lugar de sustancias reparadoras. Estos pensamientos mantienen al sistema nervioso en modo de lucha o huida, reduciendo el flujo sanguíneo hacia los órganos y ralentizando la recuperación. Con el tiempo, el sistema inmunológico se debilita, la digestión se altera y la fatiga se intensifica. El cuerpo no está fallando; está respondiendo perfectamente a la historia que se le ha contado.

Para contrarrestar el efecto nocebo, debemos aprender a filtrar conscientemente lo que aceptamos como verdad. Cada información relacionada con la salud lleva una carga emocional, y el cerebro reacciona en consecuencia. En lugar de absorber declaraciones alarmantes sin cuestionarlas, haz una pausa y reformúlalas. Cambia "estoy en riesgo" por "mi cuerpo es resiliente y puede adaptarse". En lugar de "este dolor va a empeorar", elige "mi cuerpo me está indicando que debo descansar y sanar". Esto no es negar la realidad; es elegir un guion diferente para que tu biología lo siga. El cerebro es un narrador; tu tarea es convertirte en el editor.

Los profesionales de la salud están comenzando a comprender la responsabilidad ética del lenguaje. Algunos hospitales ahora entrenan a los médicos para utilizar **lenguaje de sanación**, enfocándose en seguridad, fortaleza y colaboración en lugar de riesgo e incertidumbre. Por ejemplo, en lugar de decir "hay un 10% de probabilidad de fracaso", un médico podría decir "hay un 90% de probabilidad de éxito". Los números son exactamente los mismos, pero el impacto en el sistema nervioso del paciente es completamente distinto. Un encuadre optimista reduce los niveles de cortisol, mientras que un encuadre negativo los aumenta. Las palabras son, literalmente, medicina o veneno, dependiendo de cómo se utilicen.

A nivel personal, la mejor defensa contra el efecto nocebo es la **conciencia**. Observa las historias que repites sobre tu salud. ¿Te describes como "enfermo", "débil" o "siempre con mala suerte"? Estas palabras tienen peso neurológico. Comienza a reemplazarlas con afirmaciones que refuercen la vitalidad:

"soy fuerte", "mi cuerpo sabe cómo sanar", "cada célula está de mi lado". Con el tiempo, la resonancia emocional de estas afirmaciones reprograma el modelo predictivo del cerebro. Empieza a esperar bienestar en lugar de deterioro, y el cuerpo responde con una química que coincide con esa expectativa.

El efecto nocebo nos recuerda que la creencia es neutral: creará aquello hacia lo que se dirija, ya sea sanación o daño. Tu objetivo no es suprimir el miedo, sino **redirigir la atención**. Enfócate no en lo que podría salir mal, sino en lo que está funcionando bien. Cada vez que eliges un pensamiento de confianza en lugar de uno de duda, cierras la puerta al efecto nocebo y reabres el camino hacia la inteligencia sanadora natural de tu cuerpo. Tu mente puede crear enfermedad o salud; la diferencia está en la historia que decides creer.

El paciente que se enfermó por miedo

Todo comenzó con una llamada telefónica. Michael Anders, un gerente de almacén de 55 años, había acudido a lo que pensaba que era un chequeo rutinario. Cuando la clínica lo llamó para pedirle una cita de seguimiento "para hablar de los resultados", una ola de miedo recorrió su cuerpo. Para cuando llegó al consultorio, sus manos estaban sudorosas. El médico habló con cuidado, explicando que uno de sus resultados de laboratorio parecía "sospechoso" y que sería necesario realizar más pruebas. Michael apenas escuchó los detalles. La palabra **sospechoso** resonaba en su mente como una sentencia.

Esa noche no pudo dormir. Sus pensamientos comenzaron a girar hacia los peores escenarios. Imaginó cáncer, hospitalizaciones y la expresión de tristeza en el rostro de su familia. En pocos días comenzó a sentirse físicamente enfermo. Perdió el apetito, su estómago se revolvía y apareció un dolor persistente en su pecho. Al final de la semana estaba convencido de que su cuerpo estaba fallando. La fatiga era real, el dolor innegable. Su esposa le pidió que descansara, pero su ansiedad solo aumentaba.

"Sé que algo está mal", decía. "Lo puedo sentir".

Cuando finalmente regresó al médico, las pruebas de seguimiento resultaron completamente normales. El resultado inicial había sido causado por un error temporal en el sistema de datos del laboratorio. Michael estaba perfectamente sano. Pero para ese momento su cuerpo ya estaba agotado, sus marcadores de estrés elevados y su presión arterial peligrosamente alta. Su miedo se había convertido en una tormenta fisiológica.

El médico, aunque aliviado, estaba sorprendido.
"Te has enfermado por estrés", le explicó con suavidad.

"Tu mente creyó que estabas muriendo, y tu cuerpo se preparó para ello".

Durante las semanas siguientes, los síntomas de Michael comenzaron a desaparecer lentamente mientras procesaba lo que había ocurrido. Había experimentado el poder de la expectativa, pero en su forma inversa. Sus pensamientos habían generado reacciones químicas idénticas a las de una enfermedad real. Cada escenario imaginado había desencadenado picos de cortisol y adrenalina. Su sistema nervioso había permanecido en alerta constante. Comprendió que su sufrimiento no había sido causado por una enfermedad, sino por el miedo a la enfermedad.

Un día, mientras veía un documental sobre el efecto placebo, algo hizo clic en su mente. Si la creencia podía sanar, entonces el miedo también podía dañar. Comenzó a investigar el efecto nocebo y descubrió que era común que las personas experimentaran efectos secundarios de medicamentos que nunca habían tomado o desarrollaran síntomas después de leer sobre enfermedades en internet.

Decidido a cambiar, Michael comenzó a practicar atención plena y a escribir en un diario cada pensamiento que le generaba ansiedad. Cada vez que se sorprendía imaginando lo peor, se detenía y lo reemplazaba con una afirmación de fortaleza:

“Estoy sano. Mi cuerpo sabe qué hacer. Estoy seguro en este momento”.

Al principio se sentía extraño, incluso ridículo. Pero después de una semana empezó a notar cambios: su ritmo cardíaco se estabilizó, su digestión mejoró y volvió a dormir bien. Con el paso de los días, la tensión que había vivido en sus hombros durante meses finalmente desapareció. Comprendió que su cuerpo había estado escuchando cada pensamiento, traduciendo fielmente cada miedo en una orden física. Cuando cambió el mensaje, su cuerpo respondió con calma.

Meses después, Michael se convirtió en defensor de lo que él llamaba **“higiene mental”**. Cuando sus compañeros de trabajo hablaban de sustos médicos, les recordaba suavemente:

“Ten cuidado con lo que crees. Tu cuerpo está escuchando”.

Su historia comenzó a difundirse en su comunidad, ayudando a otros a entender cuán fácilmente el miedo puede disfrazarse de enfermedad. No predicaba optimismo ciego; enseñaba conciencia.

"No digo que ignores las señales de advertencia", decía. "Solo que no las inventes".

Años después, reflexionaba a menudo sobre aquella semana de terror que casi lo había destruido. Se convirtió en su maestro. Había aprendido que la mente humana es lo suficientemente poderosa como para crear dolor, pánico e incluso angustia fisiológica, pero también lo suficientemente fuerte como para deshacerlos. La misma energía que una vez lo enfermó ahora lo protegía. Al dominar sus pensamientos, recuperó su cuerpo.

El efecto nocebo sigue siendo una de las lecciones más humildes de la neurociencia: **aquello que tememos puede manifestarse**. La historia de Michael no es una anomalía; es un espejo para todos nosotros. Cada día, nuestras palabras, pensamientos y expectativas escriben silenciosas recetas en la química de nuestra sangre. La elección siempre será si esas recetas sanan o dañan.

Capítulo 4: El Lenguaje De La Sanación — Cómo Las Palabras Transforman La Biología

Cada palabra que escuchas, pronuncias o piensas tiene consecuencias biológicas. La neurociencia moderna ha revelado que el lenguaje no solo describe la realidad: también la moldea. Las palabras que utilizas actúan como instrucciones para tu sistema nervioso, desencadenando respuestas emocionales y químicas que afectan a cada órgano y célula del cuerpo. Cuando pronuncias palabras de calma, confianza y posibilidad, tu cuerpo produce hormonas que favorecen la sanación y el equilibrio. Cuando repites palabras de miedo, derrota o limitación, el cuerpo libera sustancias químicas del estrés que alteran el sistema inmunológico, aumentan la inflamación y ralentizan los procesos de reparación. En este sentido, el lenguaje no es solo simbólico: es fisiológico. Tu vocabulario se convierte en el plano que tu cerebro utiliza para construir tu experiencia de salud.

El cerebro humano interpreta las palabras como eventos sensoriales, no como simples abstracciones. Por ejemplo, cuando alguien dice "me siento seguro", la amígdala —el centro del miedo del cerebro— reduce su actividad, mientras que la corteza prefrontal fortalece el control sobre las respuestas emocionales. En cambio, escuchar o pensar palabras negativas como "dolor", "miedo" o "enfermo" puede activar los mismos circuitos neuronales que se activarían ante una amenaza física real. Por eso las palabras amables pueden calmar y las palabras duras pueden herir. El sistema nervioso escucha atentamente las historias que nos contamos a nosotros mismos y las trata como si fueran realidad. Con el tiempo, la repetición de ciertos patrones lingüísticos puede reconfigurar el cerebro hacia la resiliencia o hacia el estrés crónico.

Los estudios científicos confirman que el lenguaje que se utiliza en entornos médicos tiene efectos medibles en los resultados de los pacientes. En un experimento, los pacientes a quienes se les dijo que un procedimiento produciría "una ligera presión" reportaron mucho menos dolor que aquellos a quienes se les dijo que "podría doler". La fisiología era la misma, pero el lenguaje cambió la percepción de la experiencia. Las palabras cambian la percepción, y la percepción cambia la biología. El cerebro traduce las señales verbales en mensajeros químicos que influyen en el ritmo cardíaco, la actividad inmunológica e incluso en la expresión genética. En esencia, la comunicación es química.

El mismo principio se aplica al **diálogo interno**, la conversación privada que ocurre en tu mente cada día. La mayoría de las personas no son conscientes de cuántas veces utilizan un lenguaje perjudicial contra sí mismas. Frases como "estoy roto", "nunca voy a mejorar" o "mi cuerpo me traiciona" se convierten en guiones mentales que el cerebro aprende a obedecer. Estas frases envían señales al hipotálamo para liberar hormonas del estrés, preparando al cuerpo para la defensa en lugar de la reparación. La sanación requiere un entorno lingüístico diferente: uno lleno de seguridad, gratitud y confianza. Cuando dices "mi cuerpo sabe cómo sanar", activas las vías parasimpáticas asociadas con la calma, la restauración y el crecimiento. Con el tiempo, estas señales reprograman tu fisiología hacia el bienestar.

Este concepto no es nuevo. Las antiguas tradiciones de sanación, desde rituales chamánicos hasta oraciones religiosas, han comprendido durante mucho tiempo el poder de la intención hablada. Los cantos, afirmaciones y palabras sagradas se han utilizado durante milenios para alinear pensamiento y emoción con la salud. Hoy la ciencia explica por qué: el ritmo y la repetición estabilizan las ondas cerebrales, mientras que la verbalización positiva aumenta los niveles de dopamina y serotonina. Ya sea pronunciado en voz alta o repetido en silencio, el lenguaje de sanación actúa como una frecuencia neuroquímica que dirige los sistemas internos del cuerpo.

Para aplicar esto en tu vida, comienza con una conciencia consciente de tu vocabulario diario. Presta atención a cómo describes tu cuerpo, tu enfermedad y tus circunstancias. Sustituye frases destructivas por constructivas. En lugar de decir "siempre estoy con dolor", intenta "mi cuerpo está aprendiendo a relajarse y sanar". En lugar de "me estoy haciendo viejo", di "cada año me vuelvo más sabio y fuerte". Estos cambios pueden parecer sutiles, pero transforman el tono emocional con el que el cerebro interpreta la experiencia. Cada vez que reformulas un pensamiento, estás alterando literalmente el código neuroquímico que tu cuerpo sigue.

También es importante elegir el lenguaje que permites en tu entorno. Las conversaciones que escuchas, las noticias que consumes y las personas con las que interactúas alimentan tu mente subconsciente. Rodéate de palabras que eleven en lugar de debilitar. Cuanto más escuche tu mente sobre posibilidad, recuperación y crecimiento, más fortalecerá esos caminos neuronales. El lenguaje de sanación es contagioso: se transmite de un sistema nervioso a otro a través del tono, la presencia y la intención. Por eso las comunidades de apoyo aceleran la recuperación: reemplazan el miedo por confianza y el aislamiento por conexión.

Finalmente, recuerda que el silencio puede ser tan sanador como las palabras. Cuando aquietas la mente, das a tu sistema nervioso espacio para recalibrarse. La meditación, la respiración profunda o simplemente sentarte en gratitud transforman el ruido interno en una atención tranquila. En ese silencio, el cerebro produce oxitocina, serotonina y otras hormonas asociadas con la seguridad y la conexión. El lenguaje es poderoso, pero en las pausas entre palabras es donde la sanación más profunda comienza a surgir.

El futuro de la medicina no dependerá solo de medicamentos o procedimientos; también dependerá de la comunicación. Médicos, terapeutas y pacientes aprenderán que cada palabra pronunciada en un contexto de sanación lleva una energía que puede activar o bloquear la inteligencia innata del cuerpo. El lenguaje de sanación comienza con la conciencia y crece a través de la elección. Cada palabra que utilizas es una dosis de medicina... o una gota de veneno. Habla con sabiduría, y tu biología escuchará.

La doctora que sanaba con palabras

La primera vez que la doctora Elena Vargas entró en la habitación de su paciente, notó algo inusual. Los registros médicos mostraban a un hombre en declive: el señor Lawrence Greene, de sesenta y dos años, que sufría complicaciones postoperatorias y ansiedad crónica. Pero lo que más le llamó la atención no fueron los números del informe, sino la expresión de miedo en sus ojos cansados.

"Me dijeron que tal vez no me recupere", susurró cuando ella se presentó. La palabra *tal vez* quedó suspendida en el aire como una sentencia.

La doctora Vargas se sentó a su lado y tomó su mano con calma.
"Señor Greene", dijo suavemente, "su cuerpo ya está sanando. Solo tenemos que apoyarlo."

Él parpadeó, como si no estuviera seguro de haber escuchado bien.

"La cirugía fue difícil", continuó ella, "pero su cuerpo sabe exactamente qué hacer ahora. Cada célula está trabajando a su favor."

Los monitores junto a la cama mostraron un cambio sutil: su ritmo cardíaco se estabilizó y su respiración se volvió más lenta.

Durante los días siguientes, la doctora se aseguró de elegir sus palabras cuidadosamente. Evitó frases como "riesgo", "complicación" o "fracaso". En su lugar, utilizó un lenguaje centrado en la fortaleza: "progreso", "estabilidad", "mejora".

Cuando cambiaba los vendajes, decía: "Cada día está más fuerte", en lugar de "esto podría doler".

Para los demás, su enfoque parecía trivial, solo una cuestión de palabras. Pero para el señor Greene significaba todo. El miedo que antes lo dominaba comenzó a desaparecer.

Su recuperación, que había estado estancada durante semanas, de repente se aceleró. Recuperó el apetito, sus marcadores de inflamación disminuyeron y su movilidad mejoró. Las enfermeras comenzaron a llamarlo "el giro milagroso", pero la doctora Vargas sabía que no era un milagro. Era biología respondiendo al lenguaje.

Al reemplazar palabras que generaban ansiedad por palabras de apoyo, había cambiado la expectativa del paciente... y su cuerpo había seguido esa nueva dirección.

Una tarde, cuando entró en su habitación, el señor Greene sonrió por primera vez.

"Usted me habla diferente a los demás", dijo.
"Cuando usted habla, siento que puedo mejorar."

Ella le devolvió la sonrisa.
"Porque puede hacerlo", respondió.
"Y lo está haciendo."

Cuando fue dado de alta una semana después, el personal celebró su progreso. En su expediente médico se registró como “mejoría espontánea”. Pero la doctora Vargas prefería otro término: **sanación lingüística**.

Años más tarde comenzó a enseñar un curso llamado **El lenguaje de la recuperación** para estudiantes de medicina. Les enseñaba que el tono, la forma de expresarse y la intención eran tan importantes como la dosis o el diagnóstico.

“Si dices ‘esto va a doler’, el cerebro se prepara para el dolor”, explicaba.
“Si dices ‘sentirá una sensación rápida’, el cerebro se prepara para la calma. La sanación comienza en la interpretación mental de las palabras.”

Un día, un estudiante escéptico levantó la mano.

“¿Entonces está diciendo que las palabras pueden curar enfermedades?”

La doctora Vargas sonrió.

“No”, respondió suavemente.
“Estoy diciendo que las palabras pueden desbloquear la capacidad del cuerpo para curarse a sí mismo.”

Compartió la historia del señor Greene y de muchos otros pacientes que desafiaron pronósticos no por medicamentos experimentales ni cirugías radicales, sino porque alguien les habló con esperanza en lugar de miedo.

Cada historia confirmaba la misma verdad: el lenguaje es el puente entre el pensamiento y la biología. Cuando se pronuncia con compasión y confianza, le dice al cuerpo: **estás a salvo**, y el cuerpo responde sanando.

Con el tiempo, su reputación creció y los hospitales comenzaron a adoptar sus técnicas de comunicación. Las enfermeras aprendieron a utilizar un lenguaje positivo, los médicos fueron entrenados para transmitir información con empatía y equilibrio. La satisfacción de los pacientes aumentó, los tiempos de recuperación se redujeron y las complicaciones relacionadas con el estrés disminuyeron.

Lo que comenzó como un simple cambio en la forma de hablar se convirtió en una silenciosa revolución en la medicina.

La doctora Vargas recordaba a menudo las palabras del señor Greene: “Usted me habla diferente”. Esa diferencia, sabía ella, era la verdadera medicina.

Mucho tiempo después de que el paciente dejara el hospital, ella recibió una carta suya:

Sus palabras fueron mi punto de inflexión. Me hicieron volver a creer. Gracias por devolverme mi salud.

Entonces comprendió algo profundo: el lenguaje siempre ha sido la primera medicina que los seres humanos utilizaron. Mucho antes de las píldoras o las máquinas, existían las palabras: suaves, rítmicas y llenas de intención.

En cada momento de sanación, antiguo o moderno, el mensaje siempre ha sido el mismo:

habla vida... y la vida responderá.

Capítulo 5: La Creencia En Acción — El Papel De La Visualización Y El Ensayo Mental En La Recuperación

Si la creencia es la base de la sanación, entonces la **visualización** es su instrumento más poderoso. El cerebro no puede distinguir entre un evento imaginado con intensidad y uno experimentado físicamente. Cuando te imaginas sanando, caminando libremente o viviendo sin dolor, tu cerebro registra esa imagen como si fuera real. A partir de ese momento comienza a ajustar circuitos neuronales, hormonas y respuestas inmunológicas para alinearse con esa visión interna. Este proceso –conocido como **ensayo mental**– ha demostrado acelerar la recuperación, fortalecer el sistema inmunológico e incluso reconstruir habilidades motoras en pacientes que están inmovilizados. La visualización no es fantasía; es fisiología en acción.

La ciencia detrás de este fenómeno se basa en la **neuroplasticidad**. Cada pensamiento e imagen que sostienes en tu mente fortalece ciertos caminos neuronales y debilita otros. Cuando un atleta ensaya mentalmente un servicio perfecto, o cuando un sobreviviente de un derrame cerebral imagina mover un brazo, las mismas neuronas motoras que se activarían durante el movimiento real comienzan a dispararse en patrones sincronizados. La imagen mental repetida crea un nuevo plano que el cuerpo puede seguir. Con el tiempo, ese plano se convierte en el programa predeterminado del cerebro, guiando el comportamiento físico y emocional hacia el resultado deseado. La visualización de sanación funciona exactamente de la misma manera: al practicar mentalmente la salud, entrenas a tu cuerpo para ejecutarla.

Las técnicas de neuroimagen han revelado que la visualización activa las mismas regiones cerebrales involucradas en la percepción, el movimiento y la sensación. Cuando alguien imagina caminar, su corteza motora se ilumina como si realmente estuviera caminando. Cuando alguien imagina una herida cerrándose o una inflamación desapareciendo, el sistema inmunológico responde con cambios bioquímicos medibles. Al cerebro no le importa si el estímulo es real o imaginado; responde a la **calidad y a la intensidad de la atención**. Por eso las imágenes mentales se utilizan en rehabilitación deportiva, recuperación del cáncer e incluso en clínicas de manejo del dolor en todo el mundo.

Para que la visualización tenga efectos terapéuticos, la clave es la **especificidad y la participación emocional**. Cuanto más detallada sea la imagen, más poderoso será su impacto. Imagina el calor de la sangre fluyendo por tus venas, el ritmo de tu respiración, la luz rodeando tus órganos mientras se regeneran. Siente la gratitud y la calma que acompañan a la sanación. El tono emocional de la visualización determina su impacto. Un ejercicio mecánico o distante tiene poca influencia; una imagen profundamente sentida y llena de alegría genera una liberación de neurotransmisores que refuerzan la salud. La emoción es el amplificador de la creencia.

El ensayo mental también funciona porque cambia al cuerpo del modo de estrés al **modo de reparación**. Durante la enfermedad o el dolor, la mente suele enfocarse en lo que está mal. La visualización interrumpe ese patrón, redirigiendo la atención hacia lo que es posible. Este cambio calma la amígdala, reduce los niveles de cortisol y activa el sistema nervioso parasimpático, el estado natural del cuerpo para la restauración. En esta condición relajada, el sistema inmunológico funciona de manera óptima, la digestión mejora y la reparación celular se acelera. La visualización no consiste en negar el problema; consiste en mostrarle al cuerpo cómo se ve la recuperación para que pueda seguir ese plan.

Practicar la visualización requiere **consistencia más que duración**. Incluso cinco o diez minutos al día pueden reentrenar el cerebro con el tiempo. Comienza en un estado de calma: la respiración profunda, la música suave o la meditación ayudan a aquietar el ruido mental. Luego imagina tu cuerpo sano, radiante y funcionando perfectamente. Si te estás recuperando de una lesión, visualiza el tejido reparándose, los músculos recuperando fuerza y el movimiento volviéndose fluido. Si estás sanando de un dolor emocional, imagina una luz suave llenando tu pecho y tu corazón latiendo con calma y apertura. Las imágenes de tu mente se convierten en las instrucciones que recibe tu biología.

Cuanto más repitas este proceso, más automático se volverá. En pocas semanas comenzarás a notar cambios sutiles: menos dolor, mejor sueño y una mayor sensación de control. La visualización reprograma tu atención, pasando de la impotencia al empoderamiento. Empiezas a sentir que la sanación no es algo que simplemente esperas, sino algo en lo que participas activamente. Y ese cambio de identidad —de paciente pasivo a creador activo— es el verdadero secreto de la recuperación duradera.

La expresión **"mente sobre materia"** adquiere aquí un significado literal. La materia —las células, tejidos y sustancias químicas del cuerpo— está constantemente escuchando los mensajes de la mente. La visualización alinea esos mensajes con la armonía, el equilibrio y la vitalidad. Transforma una creencia abstracta en movimiento biológico, convirtiendo lo invisible en algo medible. En la ciencia emergente de la medicina psicosomática, esta práctica representa una frontera donde la conciencia se convierte en una herramienta médica. La receta es simple: **imagínate sano, siéntete sano, y tu cerebro comenzará a hacerlo realidad**.

El atleta que sanó mediante la visualización

Cuando Daniel Harper se fracturó la pierna durante un maratón, los médicos le dijeron que probablemente nunca volvería a correr. La fractura había destrozado su tibia en tres partes, dañando también músculos y ligamentos. Después de varias cirugías, se esperaba una recuperación larga e incompleta.

"Podrás caminar", dijo el cirujano, "pero correr probablemente ya no forme parte de tu vida".

Daniel asintió con educación, pero en su interior se negó a aceptar ese destino.

Durante las primeras semanas de recuperación su cuerpo estaba inmovilizado, pero su mente permanecía inquieta. Desde la cama veía a sus compañeros entrenar en redes sociales mientras el mundo seguía avanzando. Una noche, frustrado y desesperado, recordó haber leído sobre atletas que utilizaban el ensayo mental para mejorar su rendimiento. Si podían entrenar su mente para ganar carreras, pensó, tal vez él podía entrenar su mente para sanar.

Comenzó cada mañana con un ritual. Cerraba los ojos e imaginaba su pierna completamente recuperada: los huesos fusionándose, los músculos fortaleciéndose y la cicatriz desapareciendo. Se veía caminando sin muletas, luego trotando, luego corriendo por un sendero iluminado por el sol. Sentía el ritmo de su respiración, el viento en su rostro y el impacto de sus pasos sobre el suelo. Cada imagen era tan vívida como la realidad. Practicaba esta visualización durante veinte minutos cada día, convencido de que su mente podía guiar a su cuerpo de regreso a la salud.

En pocas semanas comenzaron a aparecer cambios sutiles. La inflamación disminuyó más rápido de lo esperado. El dolor bajó, permitiéndole reducir los medicamentos. En su siguiente consulta médica, el doctor examinó las radiografías con sorpresa: la densidad ósea había aumentado más rápido de lo previsto.

"Sea lo que sea que estés haciendo", dijo el médico, "sigue haciéndolo".

Daniel sonrió, pero no explicó nada. Simplemente regresó a sus visualizaciones con más convicción.

En el tercer mes comenzó fisioterapia ligera. Su terapeuta, asombrada por su progreso, le preguntó cómo mantenía una actitud tan positiva.

"Corro todos los días", respondió Daniel.
"Solo que todavía no lo hago afuera".

A medida que fortalecía su cuerpo, sincronizaba los movimientos físicos con las imágenes que había ensayado mentalmente durante meses. Cada paso parecía cumplir una profecía que ya había vivido miles de veces en su mente.

Seis meses después del accidente, Daniel volvió a trotar por primera vez. No era perfecto —su pierna temblaba y su respiración era irregular— pero era real. Las lágrimas llenaron sus ojos cuando comprendió que lo que había imaginado ahora se había convertido en realidad.

Un año después completó una media maratón.

Su historia comenzó a difundirse en la comunidad de corredores, y pronto fue invitado a hablar sobre el aspecto mental de la recuperación.

"Mi pierna no sanó porque esperé que lo hiciera", decía.
"Sanó porque la entrené para hacerlo".

Cuando le preguntaban cómo mantenía la fe durante el dolor, respondía:

"Cada vez que cerraba los ojos me veía completo. Le conté a mi cerebro la historia de la sanación hasta que me creyó. Y cuando me creyó, hizo que mi cuerpo también lo creyera".

Neurocientíficos que lo entrevistaron posteriormente describieron su recuperación como un ejemplo clásico de ensayo mental produciendo cambios físicos medibles. Sus radiografías mostraban una densidad y alineación ósea incluso más fuerte que antes de la lesión.

Años después, Daniel siguió corriendo —no por competición, sino como celebración del poder de la mente sobre la materia. Cada paso le recordaba que la sanación comienza en la imaginación mucho antes de aparecer en el cuerpo.

"Ensayamos la enfermedad todos los días cuando nos preocupamos", decía en entrevistas.
"La visualización simplemente cambia la dirección. En lugar de ensayar el miedo, ensayas la salud".

La historia de Daniel se convirtió en un símbolo de lo que realmente significa la **creencia en movimiento**: que cada imagen de fortaleza, cada visión de recuperación y cada repetición mental es un ensayo para la realidad.

El cuerpo no puede evitar seguir el camino que la mente le muestra. Verte a ti mismo completo no es un sueño; es el primer paso para volver a serlo.

Capítulo 6: La Química De La Gratitud – Cómo La Apreciación Sana El Cuerpo

La gratitud es más que una emoción: es una señal biológica que reconfigura el cerebro y transforma la química del cuerpo. Cuando sientes una apreciación genuina, tu sistema nervioso cambia del modo de estrés y defensa al modo de calma y reparación. El simple acto de enfocarte en lo que es bueno, en lugar de lo que falta, altera el equilibrio hormonal, fortalece el sistema inmunológico y mejora el ritmo cardíaco. De la misma manera que el miedo activa el cortisol, la gratitud activa la oxitocina, la dopamina y la serotonina, los antídotos naturales del cerebro contra la ansiedad y la inflamación. No es solo un estado mental agradable; es una medicina medible que mejora el bienestar físico y mental.

Los neurocientíficos han descubierto que cuando una persona experimenta gratitud, la corteza prefrontal y el córtex cingulado anterior —regiones responsables de la regulación emocional y la toma de decisiones— se activan de forma sincronizada. Esta activación sincronizada promueve el equilibrio en el sistema nervioso autónomo, calmando la respuesta de "lucha o huida" y activando el modo de "descansar y digerir". En este estado relajado, la presión arterial disminuye, la digestión mejora y el sistema inmunológico se vuelve más activo. La gratitud esencialmente le dice al cuerpo: "Estás a salvo ahora. Puedes sanar". El cambio es inmediato, pero sus efectos se acumulan con la práctica constante.

Lo que hace tan poderosa a la gratitud es que cambia la percepción. Cuando la mente busca lo que está bien en lugar de lo que está mal, remodela las vías neuronales. Con el tiempo, esta práctica reprograma el cerebro para esperar positividad y resiliencia. Estudios con resonancia magnética han demostrado que las personas que expresan gratitud regularmente desarrollan conexiones más fuertes en la corteza prefrontal medial, la misma área asociada con la felicidad duradera y la resistencia al estrés. Estos cambios son evidencia física de que la gratitud literalmente remodela el cerebro para la sanación y la estabilidad.

Pero el poder de la gratitud no se limita al cerebro. A nivel bioquímico, la apreciación desencadena una cascada de hormonas que reparan y regulan el cuerpo. La oxitocina, conocida como la "hormona del vínculo", aumenta los sentimientos de confianza y conexión emocional, reduciendo la soledad y la ansiedad. La dopamina potencia la motivación y la sensación de recompensa, ayudando al cerebro a asociar el bienestar con satisfacción en lugar de miedo. La serotonina estabiliza el estado de ánimo y mejora la calidad del sueño.

Juntas, estas sustancias crean un entorno interno donde las células prosperan y el cuerpo funciona con eficiencia. La gratitud es el lenguaje emocional que le dice a tu biología: "Todo está bien".

Sin embargo, la gratitud no puede forzarse. Sus efectos sanadores provienen de la autenticidad, no de la obligación. Enumerar bendiciones sin emoción ofrece poco beneficio. La verdadera transformación ocurre cuando sientes la apreciación profundamente, cuando tu mente se detiene a reconocer el valor de la vida misma. Puede comenzar con algo pequeño: el calor del sol, el ritmo de tu respiración, la amabilidad de otra persona. A medida que permaneces en ese sentimiento, tu fisiología comienza a cambiar. La variabilidad de la frecuencia cardíaca mejora, las hormonas del estrés disminuyen y tu cerebro sincroniza sus hemisferios, creando coherencia en todo el sistema nervioso. La gratitud es coherencia en movimiento: una alineación entre mente, corazón y cuerpo.

Uno de los descubrimientos más fascinantes sobre la gratitud es su impacto en el sistema inmunológico. Investigadores de UCLA y Harvard encontraron que las personas que practicaban diariamente escribir en un diario de gratitud producían niveles más altos de **inmunoglobulina A**, un anticuerpo clave que protege contra infecciones. También mostraban niveles más bajos de inflamación y una recuperación más rápida de enfermedades. Esto significa que la gratitud no solo te hace sentir más saludable; literalmente fortalece las defensas del cuerpo. El simple hábito de apreciar se convierte en un escudo invisible que protege contra la enfermedad.

La gratitud también cambia la narrativa a través de la cual interpretamos la vida. La enfermedad, el dolor o la dificultad pueden atrapar la mente en un ciclo de miedo y resistencia. La gratitud rompe ese ciclo al reinterpretar la experiencia con aceptación y confianza. Permite decir: "Aunque esto es difícil, estoy agradecido por lo que estoy aprendiendo, por la fortaleza que me está dando, por el amor que me rodea". Este cambio transforma el sufrimiento en crecimiento. La energía que antes alimentaba la desesperación se convierte en combustible para la sanación. De esta manera, la gratitud transforma los obstáculos en medicina.

Para practicar la gratitud como herramienta de sanación, comienza y termina cada día con una reflexión consciente. Al despertar, identifica tres cosas —por pequeñas que sean— que realmente aprecias. Antes de dormir, recuerda momentos del día que te brindaron paz o aprendizaje. Mientras lo haces, respira profundamente y permite que tu cuerpo se relaje en ese sentimiento. Con el tiempo notarás cambios sutiles pero profundos: la tensión se disuelve más rápido, el sueño se vuelve más profundo y tu perspectiva general se vuelve más ligera. Tu cuerpo aprende a asociar la seguridad con la conciencia, convirtiendo la gratitud en un hábito biológico.

En momentos de dolor, la gratitud puede parecer imposible, pero es precisamente cuando funciona con mayor profundidad. Agradecer a la vida en medio de la incertidumbre es elegir la fe sobre el miedo. Es una señal para el cuerpo de que puede salir del modo de emergencia y entrar en un estado de confianza. Esta es la esencia de la sanación: el cuerpo no responde tanto a las circunstancias como a la percepción. Cuando eliges la gratitud, envías el mensaje más claro de todos: "Estoy a salvo. Estoy vivo. Estoy sanando".

La mujer que agradeció hasta recuperar su salud

Cuando a María López le diagnosticaron una enfermedad autoinmune, sintió que su propio cuerpo la había traicionado. Sus articulaciones dolían, su energía desaparecía y los médicos ofrecían pocas soluciones más allá de controlar los síntomas. Los medicamentos aliviaban el dolor, pero la dejaban con una sensación de vacío y desconexión. Las noches eran las más difíciles: permanecía despierta escuchando los latidos de su corazón, preguntándose si su cuerpo se había vuelto en su contra para siempre.

Una mañana, mientras navegaba por internet, encontró un artículo sobre un estudio que relacionaba la gratitud con mejoras en el sistema inmunológico. Al principio la idea le pareció ingenua. ¿Cómo podría el agradecimiento cambiar algo que estaba ocurriendo dentro de sus células? Pero la idea quedó resonando en su mente. Esa noche, en lugar de concentrarse en su dolor, escribió tres pequeñas cosas por las que se sentía agradecida: la risa de su hija, el sabor de una taza de té caliente y el atardecer que veía desde su ventana. Al principio no sintió nada especial, solo el hábito de escribir, pero decidió repetirlo la noche siguiente.

Los días se convirtieron en semanas y la práctica se volvió parte de su rutina. Cada noche añadía nuevos detalles, recordando momentos que le habían dado paz o alegría. A veces era algo tan simple como el sonido de la lluvia o una llamada de un amigo. Poco a poco algo empezó a cambiar. Sus mañanas ya no comenzaban con miedo, sino con curiosidad. El dolor no desapareció de inmediato, pero se volvió más suave, menos una condena y más un mensaje de su cuerpo.

Su familia notó el cambio primero.
"Te ves más ligera", le dijo su esposo una mañana.

María se dio cuenta de que era verdad. Cuanto más se enfocaba en lo que funcionaba, menos poder tenía la enfermedad sobre ella. Comenzó a caminar nuevamente al aire libre, dando pasos lentos, respirando profundamente, sintiendo el sol en su rostro. Cada paseo se convirtió en una meditación de agradecimiento: a sus piernas por sostenerla, a sus pulmones por expandirse, a su corazón por seguir latiendo. La gratitud transformó el movimiento en una oración.

Tres meses después, su médico se sorprendió al ver sus resultados de laboratorio. Sus marcadores de inflamación habían disminuido significativamente y su sistema inmunológico mostraba signos de mejora.

"Sea lo que sea que esté haciendo", dijo el médico, "le está ayudando".

María sonrió. Sabía exactamente lo que había estado haciendo: agradecer a su cuerpo en lugar de luchar contra él. Cada noche les decía a sus células: "Gracias por trabajar lo mejor que pueden". Era como si su cuerpo hubiera escuchado esas palabras y hubiera respondido.

Animada por los resultados, profundizó su práctica. Creó un "mapa de gratitud" en la pared de su casa, donde colocaba fotografías, cartas y recuerdos que le recordaban momentos de alegría. Cada vez que lo miraba, su corazón se llenaba de calma. Su hija se unió a la práctica, escribiendo con crayones de colores: "Gracias porque mi mamá está cada día más fuerte". La pared se convirtió en un botiquín vivo, cada imagen una dosis de amor.

En seis meses su condición se estabilizó. La fatiga disminuyó, el dolor se volvió manejable y su espíritu se sentía más fuerte que nunca. Sus amigos llamaban a su recuperación un milagro, pero para ella era algo más profundo. La gratitud había reconectado su mente con la inteligencia de su cuerpo. Donde antes había tensión y autocrítica, ahora había comprensión.

Años después, María comenzó a ser voluntaria en un hospital, organizando pequeños círculos de gratitud para pacientes. Se reunían en una sala tranquila y cada persona compartía algo por lo que estaba agradecida ese día. Algunos mencionaban la amabilidad de las enfermeras, otros una buena comida, otros simplemente el hecho de seguir vivos. María observaba cómo los rostros se suavizaban y cómo la paz llenaba la habitación.

A menudo les decía:
"La gratitud no cura todo... pero lo cambia todo".

La historia de María se convirtió en un ejemplo vivo de cómo la apreciación sana no negando el dolor, sino transformando la energía que lo rodea. Al agradecer a su cuerpo, le enseñó a confiar nuevamente. Al agradecer a la vida, abrió la puerta a la sanación.

La gratitud se convirtió en su medicina: gratuita, invisible e inagotable. Y a través de su experiencia descubrió lo que la ciencia ahora confirma: **la química del agradecimiento es la química misma de la vida**.

Capítulo 7: El Poder De La Confianza – Por Qué Rendirse Fortalece El Sistema Inmunológico

La confianza es una de las fuerzas más subestimadas en el proceso de sanación. La mayoría de las personas asocian la recuperación con el control: encontrar el tratamiento correcto, ajustar los hábitos adecuados o luchar contra la enfermedad. Sin embargo, la verdadera sanación a menudo requiere lo contrario: **rendición**. Confiar en la vida, en el cuerpo y en el proceso mismo produce un cambio fisiológico que ningún esfuerzo forzado puede lograr. Cuando confías, el cerebro apaga el sistema de alarma que impulsa el estrés crónico y activa los mecanismos de reparación y restauración del sistema inmunológico. La confianza, en términos biológicos, es el antídoto contra el miedo.

Cuando el cerebro percibe amenaza o incertidumbre, moviliza al cuerpo para la defensa. Este estado protector es necesario para la supervivencia, pero resulta perjudicial para la salud a largo plazo. La desconfianza crónica —ya sea hacia los médicos, el propio cuerpo o el futuro— mantiene elevados los niveles de cortisol y adrenalina, suprimiendo la actividad inmunológica y alterando la digestión, el sueño y el equilibrio hormonal. En cambio, la confianza envía señales de seguridad.

Cuando la mente se siente segura, el hipotálamo reduce la producción de hormonas del estrés, el nervio vago aumenta la actividad parasimpática y el sistema inmunológico pasa de un estado de protección a uno de reparación. Las células comienzan a producir citocinas antiinflamatorias, los tejidos se regeneran con mayor eficiencia y el cuerpo inicia su proceso de curación.

Los estudios en **psiconeuroinmunología** han demostrado que los pacientes que reportan mayores niveles de confianza en sus médicos, en los tratamientos y en su propia capacidad de recuperación se recuperan más rápido y presentan menos complicaciones. No es solo el tratamiento lo que produce resultados, sino el contexto emocional en el que se recibe. Cuando un paciente se siente seguro y apoyado, el efecto placebo se multiplica, potenciando cada resultado terapéutico. Por el contrario, cuando el mismo tratamiento se administra en un ambiente de miedo o duda, su efectividad disminuye. Por lo tanto, la confianza no es solo una emoción; es una palanca biológica.

Pero ¿qué significa rendirse en este contexto? Rendirse no significa abandonar ni dejar de actuar. Significa **liberar la resistencia**: esa tensión mental constante de intentar controlar cada resultado. Significa aceptar la incertidumbre mientras se mantiene la creencia de que el cuerpo y la vida siguen trabajando a tu favor. El acto de rendirse te saca del modo de supervivencia y te lleva al modo de conexión, alineándote con la inteligencia natural de tu fisiología. Así como el sueño permite que el cuerpo se repare, la confianza permite que la sanación se desarrolle sin interferencias.

Los centros inmunológicos del cerebro son altamente sensibles al tono emocional. Cuando piensas "confío en que estoy sanando", tu sistema límbico envía señales de seguridad a todo el cuerpo. La glándula timo, que produce células T encargadas de defender contra infecciones, se vuelve más activa cuando las emociones son calmadas y positivas. En cambio, la ansiedad crónica reduce su funcionamiento. El sistema inmunológico no responde tanto a la lógica como a la verdad emocional. Si tus emociones transmiten pánico, el cuerpo se prepara para la batalla; si transmiten fe, el cuerpo se prepara para la recuperación. Esta es la razón fisiológica por la que la fe espiritual, la meditación y las prácticas basadas en la confianza han persistido en diferentes culturas durante siglos: activan los mismos mecanismos biológicos que la ciencia moderna ahora comprende.

La confianza también fortalece la conexión entre la mente y el cuerpo. Cuando dejas de luchar contra ti mismo, comienzas a escuchar las señales de tu cuerpo con compasión en lugar de frustración. Empiezas a interpretar el dolor, la fatiga o los síntomas no como enemigos, sino como mensajes que te guían hacia el equilibrio. Este cambio de percepción crea cooperación interna. El cuerpo ya no necesita "gritar" a través del malestar porque se siente escuchado. En esta armonía, la sanación se acelera. La confianza crea colaboración, mientras que el miedo crea conflicto.

Aprender a confiar nuevamente en el cuerpo puede ser difícil, especialmente después de una enfermedad o un trauma. Muchas personas sienten que su cuerpo las ha traicionado cuando algo sale mal. El primer paso para reconstruir la confianza es el **perdón**: reconocer que el cuerpo siempre ha intentado protegerte, incluso cuando sus métodos causaron incomodidad. El dolor no es un castigo; es comunicación. Cuando expresas gratitud y perdón, le dices a tu cuerpo: "Estoy escuchando. Estamos en el mismo equipo". Esta reconciliación emocional restaura la coherencia del sistema nervioso y permite que la sanación fluya con mayor libertad.

En la práctica diaria, cultivar la confianza comienza con pequeños actos de dejar ir. Respira profundamente y recuérdate que no necesitas controlar cada latido del corazón ni cada célula del sistema inmunológico: ellas ya saben lo que tienen que hacer. Enfócate en lo que sí puedes influir: tus pensamientos, tu respiración, tu atención y tu fe. Cada momento de rendición envía una señal al cerebro de que puede relajarse. Con el tiempo, esto se convierte en un ciclo positivo: cuanto más confías, más sana tu cuerpo; cuanto más sana tu cuerpo, más fácil se vuelve confiar.

En última instancia, la confianza es la forma más alta de alineación entre mente y cuerpo. Es reconocer que la sanación no es algo que se fuerza, sino algo que se permite. Cuando liberas la resistencia, creas espacio para que la inteligencia natural de la vida se exprese a través de ti. La confianza no es ciega; es intuitiva. No requiere pruebas, las crea. El sistema inmunológico prospera en un ambiente de calma y seguridad, del mismo modo que una semilla crece mejor en un suelo fértil y tranquilo. **La rendición es el suelo donde florece la sanación.**

El hombre que sanó al dejar ir

Durante la mayor parte de su vida, David Chen había confiado en el control. Como ingeniero exitoso, había construido su mundo sobre la precisión: números, horarios, datos y certeza. Cuando su salud comenzó a deteriorarse, esa misma necesidad de control se volvió en su contra. Lo que empezó como una leve fatiga pronto se convirtió en una enfermedad crónica. Sus médicos la llamaron un trastorno autoinmune: su sistema inmunológico había comenzado a atacar sus propios tejidos.

David se sumergió en la investigación, buscando cada posible cura, registrando cada síntoma, cada dieta, cada resultado de laboratorio. Cuanto más intentaba controlar su condición, peor se sentía. Su mente funcionaba como una simulación constante de miedo.

Una tarde, después de otra consulta médica frustrante, se sentó en su automóvil temblando de desesperación.

"¿Por qué mi cuerpo no coopera?", susurró.

Se sentía traicionado, roto y aterrorizado.

Esa noche, navegando por internet, encontró un video sobre la conexión entre el estrés y el sistema inmunológico. El conferencista dijo algo que lo detuvo por completo:

"No puedes sanar desde un lugar de miedo. La sanación comienza con la confianza."

Esas palabras siguieron resonando en su mente mucho después de que la pantalla se apagara.

Durante semanas luchó con esa idea. ¿Cómo podía confiar en un cuerpo que parecía atacarlo? Pero en lo más profundo sabía que su obsesión por el control lo estaba agotando. Decidió intentar algo diferente.

Cada mañana, en lugar de revisar síntomas, se sentaba en silencio y decía en voz alta:

"Confío en que mi cuerpo encontrará su camino de regreso al equilibrio."

Al principio se sentía vacío, casi artificial. Pero con el paso de los días algo comenzó a suavizarse dentro de él. Empezó a notar sensaciones que antes ignoraba: la estabilidad de su respiración, el ritmo constante de su corazón, la manera en que su cuerpo seguía sosteniéndolo cada día a pesar del dolor.

Una noche, mientras meditaba, tuvo una revelación: su cuerpo nunca había sido su enemigo. Había estado protegiéndolo del estrés crónico en el que había vivido durante años. Cada síntoma era una señal, no una traición.

Las lágrimas llenaron sus ojos mientras susurraba:

"Perdón por no escucharte. Confío en ti."

Desde esa noche su práctica se profundizó. Dejó de tratar a su cuerpo como un problema que debía resolver y comenzó a tratarlo como un compañero al que debía cuidar.

Gradualmente el cambio se volvió físico. Su sueño mejoró, su digestión se estabilizó y su dolor disminuyó. En sus siguientes análisis de laboratorio, los niveles de inflamación habían bajado significativamente.

Su médica estaba sorprendida, pero contenta.

"Sea lo que sea que esté haciendo", dijo, "está funcionando".

David sonrió. Sabía que la respuesta no estaba en una píldora ni en un protocolo médico. Estaba en dejar ir.

Reemplazó su rígida rutina diaria por prácticas más suaves: caminatas lentas, meditación y tiempo en la naturaleza. Cada día repetía su mantra de confianza:

"Mi cuerpo sabe qué hacer."

Notó que cuando pronunciaba esas palabras con sinceridad, su respiración se profundizaba y sus músculos se relajaban. Con el tiempo comenzó a sentir una confianza tranquila regresando, una certeza interior de que la sanación estaba ocurriendo a su propio ritmo.

Un año después, su enfermedad entró en remisión.

Cuando le preguntaban cómo lo había logrado, respondía simplemente:

"Dejé de luchar."

Comenzó a compartir su historia en retiros de bienestar, explicando que la rendición no era debilidad, sino sabiduría.

"No puedes pensar tu salida de la enfermedad", decía. "Tienes que sentir tu camino de regreso a la paz. El cuerpo sana en paz."

Su historia se convirtió en un ejemplo vivo de la **biología de la confianza**. Cuando dejó de intentar controlar su cuerpo y comenzó a escucharlo, su inteligencia natural tomó el control. El sistema inmunológico que antes lo atacaba volvió a funcionar en armonía.

Aprendió que la salud no es control, sino cooperación.

La confianza había transformado su miedo en medicina.

Años después, cuando hablaba con estudiantes de medicina, solía terminar con las mismas palabras que un día cambiaron su vida:

"La sanación no ocurre porque ganamos la batalla. Ocurre porque terminamos la guerra."

En el silencio de la rendición, su cuerpo encontró finalmente la libertad de sanar.

Capítulo 8: La Biología De La Fe — Cuando La Mente Cree Plenamente, El Cuerpo Sigue

La fe es la forma más elevada de creencia: el punto en el que la mente deja de debatir o dudar y simplemente **sabe**. En el ámbito de la sanación, la fe actúa como un catalizador biológico que une pensamiento, emoción y fisiología en una sola fuerza coherente. Cuando la fe echa raíces, el cerebro y el cuerpo entran en alineación, dirigiendo todos los sistemas internos hacia la restauración. Esto no pertenece únicamente al ámbito religioso; es un principio universal de la neurociencia y la biología. La fe —ya sea en un poder superior, en la inteligencia del cuerpo o en la certeza de la recuperación— produce efectos medibles en el sistema inmunológico, en las hormonas y en los mecanismos de reparación celular. Transforma la creencia de una idea mental en una orden fisiológica.

Cuando los científicos estudian la fe, suelen describirla en términos de **certeza y coherencia**. La corteza prefrontal del cerebro, que gobierna la toma de decisiones y la predicción, se tranquiliza durante momentos de fe profunda. Al mismo tiempo, áreas como el córtex cingulado anterior y la ínsula —regiones involucradas en la regulación emocional y la empatía— se activan intensamente. Esto crea un estado neurológico equilibrado en el que el miedo disminuye, la claridad aumenta y el cuerpo recibe señales constantes de seguridad. La fe estabiliza el paisaje emocional, evitando las fluctuaciones provocadas por la incertidumbre y la duda. En esencia, la fe es **armonía neurológica**.

Esta armonía también se refleja en la química del cuerpo. Cuando una persona cree profundamente en su recuperación, el cerebro aumenta la producción de endorfinas y serotonina, mejorando el estado de ánimo y la tolerancia al dolor. Las vías de dopamina se activan, proporcionando señales de motivación y recompensa que refuerzan comportamientos positivos. Al mismo tiempo, las hormonas del estrés como el cortisol disminuyen, permitiendo que el sistema inmunológico funcione plenamente. El cambio del miedo a la fe no es simbólico: es químico. Modifica la sangre, el equilibrio hormonal y la expresión genética de maneras que aceleran la sanación.

La fe también potencia lo que los investigadores llaman el **efecto de expectativa**, el mecanismo biológico mediante el cual la creencia influye en los resultados. Cuando crees sin reservas que la sanación es posible, el cerebro libera neuropéptidos que comunican esa expectativa a cada célula del cuerpo. El organismo ajusta entonces su actividad para coincidir con esa creencia. En este sentido, la fe actúa como un principio organizador que alinea todo el sistema biológico con el resultado que imagina. Esto explica por qué las remisiones espontáneas y las recuperaciones extraordinarias suelen coincidir con despertares emocionales o espirituales profundos: momentos en los que las personas van más allá de la esperanza intelectual y entran en una confianza absoluta.

Sin embargo, la fe no es optimismo ciego. No significa fingir que el dolor o la enfermedad no existen. La verdadera fe reconoce la realidad mientras mantiene una conciencia más elevada que la trasciende. Es decir: "Veo lo que es, pero también confío en lo que puede ser". Esta actitud reduce el conflicto interno, permitiendo que la energía fluya hacia la recuperación en lugar de la resistencia. El cerebro percibe armonía entre pensamiento y emoción, lo que genera coherencia en el ritmo cardíaco y sincronía entre el sistema nervioso autónomo y el sistema nervioso central. En ese estado, la sanación se convierte en la configuración natural del cuerpo.

Curiosamente, la fe también puede **fortalecerse a sí misma**. Cuanto más la practicas, más fuertes se vuelven sus circuitos neurológicos. Cada acto de entrega, cada afirmación de confianza y cada momento de gratitud fortalece la red neuronal asociada con la calma y la seguridad. Con el tiempo, la fe se convierte en un hábito emocional: un estado fisiológico estable en lugar de una emoción pasajera. Por eso las prácticas espirituales o meditativas diarias son tan poderosas. Mantienen el sistema nervioso anclado en la seguridad, creando un ambiente interno donde el cuerpo se siente autorizado a sanar.

En los entornos médicos, la fe también desempeña un papel fundamental en los resultados. Estudios realizados con pacientes sometidos a cirugía cardíaca han demostrado que quienes mantienen una fuerte fe —religiosa o no— se recuperan más rápido, experimentan menos complicaciones y reportan mayor satisfacción con la vida después de la operación. El factor común no es la religión en sí, sino los efectos biológicos de la creencia profunda. La fe calma el sistema nervioso, fortalece la respuesta inmunológica y sostiene el optimismo durante el proceso de recuperación. Le envía al cuerpo una señal clara: **"Ya no estás en peligro."**

Para cultivar la fe, comienza cambiando tu enfoque del control basado en el miedo hacia la aceptación basada en la confianza. Cada vez que surja la duda, reconócela sin juzgarla y luego vuelve a una verdad simple: tu cuerpo está diseñado para sanar. Repite afirmaciones que resuenen contigo: "Estoy guiado", "La sanación ya está ocurriendo" o "Cada célula de mi cuerpo sabe qué hacer". El objetivo no es forzar la creencia, sino permitir que se establezca naturalmente mediante la repetición y el compromiso emocional. A medida que la fe crece, tu biología comienza a seguirla.

En última instancia, la biología de la fe revela que la sanación no es un evento aleatorio: es la respuesta natural del cuerpo a la **alineación interna**. Cuando mente, emoción y espíritu coinciden en un mismo resultado, el cuerpo obedece. La fe es la señal que le indica a tu fisiología en qué dirección moverse. Cuando la mente cree plenamente, el cuerpo deja de dudar. Escucha, responde y se transforma. En esta armonía entre convicción invisible y realidad física se encuentra la esencia misma de la sanación.

La paciente que eligió creer

Cuando a Eleanor James le dijeron que tenía cáncer en etapa cuatro, el mundo pareció detenerse. Sus médicos hablaban con tono medido, explicando tratamientos y estadísticas, pero sus miradas revelaban la verdad: no esperaban que sobreviviera. Durante días, Eleanor caminó como si estuviera en una niebla, atrapada entre el miedo, la rabia y la desesperación.

Una noche, incapaz de dormir, se sentó sola frente a la ventana mirando la luna.
"Si mi cuerpo pudo crear esta enfermedad", susurró, "tal vez también pueda deshacerla".

Fue el primer momento de fe: una pequeña chispa en medio de la oscuridad.

Desde esa noche decidió vivir de manera diferente. Siguió los tratamientos médicos, pero también comenzó a meditar, orar y hablar con su cuerpo como si fuera un amigo fiel. Cada mañana colocaba sus manos sobre el corazón y decía:

"Estás sanando. Creo en ti."

Sus amigos pensaban que estaba siendo ingenua, pero a ella no le importaba. Algo dentro de ella había cambiado. Ya no temía a la muerte; confiaba en la vida.

Sus días se transformaron en rituales de fe. Visualizaba sus células inmunológicas como soldados luminosos limpiando su cuerpo de enfermedad. Llenó su hogar de música suave y luz natural, convirtiéndolo en un santuario. Cuando comía, bendecía sus alimentos imaginando que eran medicina. Cuando aparecía el miedo, respiraba profundamente y repetía:

"Estoy a salvo. La sanación está ocurriendo."

No estaba fingiendo que todo estaba bien; estaba enseñándole a su cuerpo cómo se siente la paz.

Tres meses después de iniciar el tratamiento, su oncólogo notó algo sorprendente. Las imágenes mostraban una regresión tumoral mucho mayor de lo esperado.

"Esto no tiene sentido", dijo el médico observando los resultados.

Eleanor sonrió.

"Tal vez sí lo tenga", respondió.

Cuanto más creía en su sanación, más su cuerpo reflejaba esa creencia. Su energía regresó, su apetito mejoró y su dolor disminuyó. Su fe se estaba convirtiendo en biología.

Al final del año, su cáncer fue declarado en **remisión completa**.

El equipo médico estaba asombrado.

"Esto es extraordinario", dijo su médico.
"Sea lo que sea que hizo, siga haciéndolo."

Eleanor simplemente asintió.

"Dejé de tener miedo", dijo suavemente.
"Eso fue todo."

Después de su recuperación comenzó a ser voluntaria en un centro de apoyo para pacientes con cáncer. Compartía su historia no como un milagro, sino como un mensaje.

"La fe no significa ignorar la realidad", decía.
"Significa crear una nueva."

Explicaba que el miedo había mantenido su cuerpo atrapado en modo dc supervivencia. Cuando eligió confiar, su cuerpo cambió al modo de recuperación.

"Mi mente dejó de luchar... y mis células siguieron ese ejemplo."

Su historia se difundió más allá del hospital e inspiró a muchas personas. Científicos estudiaron su caso como parte de investigaciones sobre remisiones espontáneas, describiéndolo como un ejemplo de **coherencia psicofisiológica**, un estado en el que creencia, emoción y fisiología actúan como una sola.

Pero Eleanor rara vez hablaba de ciencia. Hablaba de paz.

"No sané porque tuve suerte", dijo años después en una entrevista.
"Sané porque creí en algo más grande que el miedo."

Cuando le preguntaron qué significaba la fe para ella, hizo una pausa y sonrió.

“No se trata de religión”, dijo.
“Se trata de recordar que el cuerpo escucha al amor.”

Sus palabras capturan lo que la medicina moderna apenas comienza a comprender: que la fe, en su forma más pura, es una de las prescripciones más poderosas que existen. No reemplaza a la ciencia; la completa.

La fe le da al cuerpo permiso para hacer aquello para lo que fue diseñado: **sanar**.

Y cuando la mente cree plenamente, el cuerpo siempre la sigue.

Capítulo 9: La Conexión Corazón–Cerebro — Cómo El Amor Dirige Las Señales De Sanación Del Cuerpo

El corazón es mucho más que una bomba que sostiene la vida: es un órgano inteligente que se comunica continuamente con el cerebro y con todo el cuerpo. Durante décadas, la ciencia consideró al corazón como un instrumento mecánico controlado completamente por el sistema nervioso. Sin embargo, investigaciones modernas han revelado una verdad profunda: el corazón posee su propia red neuronal, conocida como el **"cerebro del corazón"**, capaz de participar en procesos de memoria, toma de decisiones y procesamiento emocional. A través de esta red, el corazón envía señales al cerebro que influyen en la percepción, el pensamiento y el funcionamiento fisiológico. El amor, la compasión y la gratitud —emociones profundamente arraigadas en el corazón— producen efectos biológicos medibles que fortalecen el sistema inmunológico, estabilizan las hormonas y sincronizan los sistemas del cuerpo.

Esta conexión entre el corazón y el cerebro no es una metáfora: es **eléctrica, química y hormonal**. Cada latido genera un campo electromagnético que se extiende varios metros alrededor del cuerpo, medible con instrumentos científicos sensibles. Este campo refleja tu estado emocional. Cuando experimentas amor o apreciación, el ritmo del corazón se vuelve suave y armonioso, un estado conocido como **coherencia cardíaca**. En la coherencia, el corazón y el cerebro funcionan en sincronía, creando una comunicación óptima entre todos los órganos del cuerpo. Esta armonía favorece la claridad mental, el equilibrio emocional y la regeneración física. Cuando el ritmo cardíaco se vuelve irregular —durante estados de ira, miedo o ansiedad— se altera el funcionamiento cerebral, se debilita la inmunidad y se activan procesos inflamatorios.

Investigadores del **HeartMath Institute** y de otros centros científicos han demostrado que el corazón envía **más información al cerebro de la que el cerebro envía al corazón**. Estos mensajes viajan a través del nervio vago, de vías hormonales y de campos energéticos que influyen en áreas cerebrales responsables de la atención, la percepción y la regulación emocional. Cuando el corazón emite señales de calma y amor, literalmente sincroniza al cerebro para que funcione en la misma frecuencia. Esto crea lo que los científicos llaman **coherencia psicofisiológica**, un estado en el cual cuerpo, mente y emociones se mueven en un ritmo unificado. En ese estado, la sanación física y emocional surge de forma natural.

El amor, por lo tanto, no es solo un sentimiento: es un **estado biológico** que fortalece el sistema inmunológico y acelera la recuperación. Los actos de compasión y afecto liberan **oxitocina**, conocida como la "hormona del vínculo". La oxitocina no solo fortalece la conexión emocional, sino que también reduce la presión arterial, disminuye la inflamación y promueve la reparación celular. Estudios han demostrado que las personas que expresan o reciben amor con frecuencia presentan tasas significativamente más bajas de enfermedades cardiovasculares y trastornos relacionados con el estrés. Sus cuerpos funcionan en un ambiente bioquímico de seguridad. El amor es, literalmente, una señal biológica de supervivencia en su forma más refinada.

El corazón también guarda memoria emocional. Las experiencias de amor, pérdida y conexión dejan huellas en la red neuronal del corazón, influyendo en la forma en que el cerebro interpreta nuevas experiencias. Cuando esas huellas emocionales permanecen sin resolver, el dolor emocional puede manifestarse físicamente como presión en el pecho, fatiga o tensión crónica. Sin embargo, cuando esas emociones se liberan mediante la compasión, el perdón y la comprensión, el ritmo del corazón vuelve a la coherencia y restablece la comunicación armoniosa con el cerebro. Por eso, muchas veces la sanación emocional precede a la sanación física:

cuando el corazón recupera su armonía, el resto del cuerpo lo sigue.

Cultivar la coherencia corazón–cerebro es una práctica simple pero profundamente poderosa. Comienza colocando una mano sobre tu corazón y respirando lentamente, como si el aire entrara y saliera directamente de esa zona. Mientras respiras, evoca un sentimiento sincero de amor o gratitud: puede ser hacia una persona, un lugar o un recuerdo que despierte calidez en ti. En cuestión de momentos, tu ritmo cardíaco comienza a suavizarse, tus ondas cerebrales se sincronizan y toda tu fisiología entra en coherencia. Practicado con regularidad, este estado entrena al corazón y al cerebro para funcionar en armonía incluso en situaciones de estrés. Con el tiempo, notarás mayor claridad mental, resiliencia emocional y vitalidad física.

En el proceso de sanación, el amor actúa tanto como guía como fuerza. Restablece el equilibrio porque comunica el mensaje que el cuerpo más necesita escuchar: **estás a salvo**. Cuando el cuerpo percibe seguridad, todos los sistemas cambian de modo de protección a modo de crecimiento. La sangre fluye hacia donde más se necesita, las células inmunológicas se activan con precisión y las hormonas se equilibran de manera natural. El amor, por lo tanto, no es simplemente sentimental: es estratégico. Es uno de los mecanismos más poderosos de autorregulación y restauración que la naturaleza ha diseñado.

El corazón y el cerebro son compañeros en la danza biológica de la sanación. Cuando permites que el amor guíe, el cuerpo responde con precisión y armonía. En momentos de miedo o dolor, vuelve a tu corazón. Respira profundamente. Siente gratitud por la vida que existe dentro de ti. Cada latido contiene una sabiduría que va más allá de la lógica: un recordatorio de que la sanación comienza no en el pensamiento, sino en el **ritmo del amor que sostiene toda la vida**.

La enfermera que sanaba con amor

Cuando Clara Reynolds comenzó su carrera como enfermera, creía que la medicina se trataba de procedimientos, registros y precisión. Pero con los años empezó a notar algo que la ciencia aún no explicaba completamente. Algunos pacientes se recuperaban más rápido cuando ella simplemente se sentaba con ellos, tomaba sus manos o escuchaba sus miedos. Otros, aunque estaban rodeados de tecnología avanzada y especialistas, parecían empeorar. La diferencia, comprendió con el tiempo, no estaba en el tratamiento: estaba en la **conexión humana**.

Su comprensión se profundizó una noche de invierno cuando ingresó al hospital un hombre frágil llamado Samuel, con insuficiencia cardíaca avanzada. Su estado era crítico y su pronóstico poco alentador. Clara revisó sus signos vitales: inestables y débiles. Él la miró con ojos cansados y susurró:

"Estoy cansado de luchar."

Algo dentro de ella se movió. En lugar de responder con una frase clínica, colocó suavemente su mano sobre el pecho de Samuel y dijo con calma:

"Entonces no luches. Deja que tu corazón descanse. Has hecho suficiente."

Sus ojos se llenaron de lágrimas y, por primera vez, su respiración comenzó a calmarse.

Esa noche Clara permaneció a su lado, respirando lentamente al mismo ritmo que él, enviando pensamientos silenciosos de paz. Poco a poco, los monitores comenzaron a mostrar cambios sutiles: el ritmo cardíaco, antes irregular, se volvió más estable. La presión arterial se normalizó. Más tarde, el médico atribuyó la mejoría a una respuesta tardía al medicamento, pero Clara sabía que había ocurrido algo más profundo. La conexión entre su corazón y el de Samuel había cambiado el ritmo de su cuerpo.

Durante los días siguientes, convirtió esa experiencia en una práctica personal. Antes de entrar a cada habitación, se detenía unos segundos, colocaba su mano sobre el corazón y respiraba profundamente, despertando un sentimiento de amor y calma. Imaginaba que esa energía llenaba la habitación incluso antes de hablar con el paciente.

Los resultados fueron sorprendentes. Los pacientes bajo su cuidado necesitaban menos medicación para el dolor, se sentían más tranquilos y se recuperaban más rápido de lo esperado. Sus colegas comenzaron a llamarla **"la sanadora"**. Ella solo sonreía y respondía:

"Solo escucho con el corazón."

Meses después, Samuel regresó al hospital, pero esta vez no como paciente, sino como visitante. Su condición cardíaca había mejorado más de lo que los médicos habían previsto. Traía flores y una tarjeta sencilla que decía:

"Gracias por recordarle a mi corazón cómo descansar."

Ese momento confirmó lo que Clara siempre había sentido: el amor puede guiar la sanación con más fuerza que el miedo.

Años más tarde asistió a un seminario sobre la conexión corazón–cerebro. Mientras los investigadores mostraban gráficos de ritmos cardíacos coherentes y ondas cerebrales sincronizadas mediante la compasión, lágrimas llenaron sus ojos. La ciencia finalmente tenía palabras para describir lo que ella había experimentado durante décadas. Aprendió que su estado emocional había sincronizado su propio ritmo cardíaco, generando un campo electromagnético capaz de influir en la fisiología de sus pacientes. No era un milagro: era **biología medible**.

Desde ese día comenzó a enseñar a las nuevas enfermeras un enfoque de cuidado centrado en el corazón. Les decía:

"Antes de tocar a un paciente, toca tu propio corazón. Siente amor y luego comienza. Tu energía habla antes que tus palabras."

Observó cómo los pacientes respondían cuando los profesionales se acercaban desde ese lugar interior: menos miedo, mayor calma y recuperaciones más rápidas.

Cuando finalmente se jubiló, escribió en su diario:

"La medicina me dio conocimiento. El amor me dio sabiduría. El corazón me enseñó que la sanación comienza donde la ciencia y la compasión se encuentran."

Su legado continuó a través de quienes aprendieron de ella y siguieron practicando con presencia y empatía.

La historia de Clara es un testimonio de la inteligencia del corazón y de su diálogo silencioso con el cerebro. Cada acto de amor que ofrecía no era solo bondad: era **medicina en movimiento**. Había descubierto lo que pocos comprenden verdaderamente: que el ritmo del corazón contiene el lenguaje de la sanación, y cuando late con amor, **cada célula del cuerpo escucha**.

Capítulo 10: La Medicina Interior — Una Práctica Diaria Para El Dominio Mente–Cuerpo

La medicina más poderosa que poseerás jamás no se encuentra en una botella, en un hospital ni en un laboratorio. Vive dentro de ti. Cada pensamiento, emoción y respiración que tomas contribuye a una farmacia interna dinámica capaz de producir todo lo que tu cuerpo necesita para sanar y prosperar. El propósito del dominio mente–cuerpo es aprender a dirigir conscientemente esta farmacia —convertirte en el médico de tu propia energía. Cuando comprendes que tu mente se comunica con tus células en cada momento del día, la sanación deja de ser una búsqueda externa y se convierte en un recuerdo: recordar que el cuerpo siempre está escuchando y que tú siempre estás prescribiendo.

Esta medicina interior funciona a través de los mismos principios biológicos que la neurociencia moderna, la psicología y la biología cuántica están confirmando hoy. El cerebro y el cuerpo existen en un diálogo constante mediante vías neuronales, hormonales y energéticas. Cuando piensas o sientes algo, liberas una firma química correspondiente en tu torrente sanguíneo. Los pensamientos de paz y confianza generan serotonina, dopamina y oxitocina, mientras que los pensamientos de miedo o ira liberan cortisol y adrenalina. Cada estado emocional es un evento bioquímico. Con el tiempo, las emociones predominantes que experimentas moldean el entorno en el que viven tus células: uno de estrés y deterioro o uno de crecimiento y regeneración. El dominio mente–cuerpo comienza con la elección consciente de ese entorno.

Crear una práctica diaria para activar la medicina interior requiere tres pilares fundamentales: **conciencia, alineación y repetición**. La conciencia consiste en observar tus pensamientos y emociones sin juicio. Muchas enfermedades no comienzan con momentos aislados de estrés, sino con una falta crónica de conciencia: un flujo constante de mensajes negativos que pasan desapercibidos pero se acumulan en el cuerpo. Al volverte consciente de estos patrones internos, recuperas el poder de redirigirlos. El segundo pilar, la alineación, implica armonizar pensamiento y emoción. Cuando tus intenciones y sentimientos coinciden, envías una señal coherente a través de tu sistema nervioso que el cuerpo interpreta como verdad. El tercer pilar, la repetición, sella el proceso. Las vías neuronales se fortalecen con la constancia; lo que practicas mentalmente se convierte con el tiempo en tu realidad física.

Para comenzar, inicia cada mañana con un breve momento de

conexión de cinco minutos. Siéntate en silencio, respira lentamente y pregúntate: **¿Qué estoy sintiendo ahora mismo? ¿Qué historia le está contando mi mente a mi cuerpo?**

Si la historia es de miedo, agotamiento o resistencia, reescríbela con suavidad. Sustituye "Estoy abrumado" por "Estoy apoyado y soy capaz". Sustituye "Mi cuerpo está roto" por "Mi cuerpo se está reparando en el momento perfecto". Estas frases no son afirmaciones vacías: son instrucciones neuronales. Tu mente subconsciente las absorbe como señales, estimulando al cerebro a liberar química de sanación. Con el paso de las semanas y los meses, esta higiene mental se vuelve tan esencial como cepillarte los dientes o nutrir tu cuerpo.

Por la noche, cierra tu día con gratitud y reflexión. Recuerda los momentos que te brindaron paz, amor o alegría. La gratitud es el puente emocional que lleva al sistema nervioso del estrés al descanso. Mientras te quedas dormido, imagina que cada célula de tu cuerpo recibe ese mensaje de seguridad. La mayor parte de los procesos de reparación del cuerpo ocurre durante el descanso profundo; lo que crees antes de dormir se convierte en el entorno en el que tus células despertarán. Al terminar el día en coherencia, entrenas a tu biología para sanar incluso mientras sueñas.

El movimiento y la respiración también son esenciales para

activar la medicina interior. La actividad física, especialmente cuando se realiza con atención plena, fortalece la comunicación entre la mente y el cuerpo. Cada movimiento se convierte en una afirmación de vida. Cuando camines, visualiza cada paso como una conexión con la tierra. Cuando respires, imagina que inhalas luz y liberas tensión. Esta sincronía entre movimiento y conciencia crea un ritmo de sanación: el lenguaje natural de confianza del cuerpo.

El dominio mente–cuerpo no es un evento único ni una revelación repentina; es un estilo de vida de participación consciente. Cada pensamiento es una elección, cada respiración un reajuste. Con el tiempo, la práctica constante de la conciencia, la alineación, la gratitud y el movimiento intencional reprograma tu biología hacia la resiliencia. La enfermedad deja de ser un enemigo y se convierte en un maestro que guía hacia el equilibrio. El dolor se transforma en comunicación, no en castigo. El cuerpo deja de ser un campo de batalla y se convierte en un aliado.

La medicina interior no promete inmunidad frente a los desafíos de la vida. Lo que ofrece es fortaleza, adaptabilidad y gracia frente a ellos. Practicada diariamente, esta maestría te permite mantener coherencia sin importar las circunstancias. Ya sea mediante meditación, oración, escritura en un diario, caminatas en la naturaleza o respiración consciente, el objetivo es el mismo: mantener tu diálogo interno alineado con la sanación en lugar del miedo. Cuanto más practicas, más aprende tu sistema nervioso que la seguridad, y no la lucha, es tu estado natural.

Al final, la maestría no es control: es **conexión**. Es el arte de recordar que la sanación no es algo que persigues, sino algo que permites. Cuando tus pensamientos, emociones y fisiología se mueven en armonía, la inteligencia de la vida fluye a través de ti sin esfuerzo. Ese flujo es la medicina interior: tu derecho de nacimiento, tu poder y tu camino hacia una salud duradera.

La mujer que convirtió la sanación en un ritual diario

Durante años, Maya Coleman vivió en modo de supervivencia. Como madre soltera que equilibraba dos trabajos, dormía poco, comía mal y llevaba una ansiedad silenciosa en el pecho. Cuando comenzó a sufrir fatiga crónica y enfermedades frecuentes, los médicos le diagnosticaron agotamiento adrenal. Le recetaron medicamentos y descanso, pero nada parecía resolver el problema. Maya comprendió que no solo estaba enferma físicamente: estaba desconectada de sí misma. Su cuerpo le pedía que se detuviera y escuchara.

Una mañana, mientras esperaba en el consultorio de su médico, vio una frase pegada en la pared:

"Tu cuerpo es la farmacia más grande jamás creada. Aprende a usarla."

Esas palabras la impactaron profundamente.

Esa misma noche, después de acostar a su hijo, se sentó en silencio en el suelo, cerró los ojos y comenzó a respirar lentamente. Por primera vez en años, escuchó: el ritmo de su corazón, la tensión en sus hombros, el murmullo de sus propios pensamientos. Lo que encontró fue agotamiento mezclado con esperanza.

"Estoy aquí", se dijo a sí misma.
"Y estoy lista para sanar."

Ese momento marcó el inicio de su ritual diario.

Cada mañana se despertaba quince minutos antes de lo habitual para sentarse en silencio. Colocaba una mano sobre su corazón y otra sobre el abdomen, respirando profundamente. Cuando aparecían pensamientos de preocupación, los reemplazaba con palabras tranquilizadoras:

"Mi cuerpo está sanando.
Mi mente está en paz.
Mi energía está regresando."

Algunas mañanas no sentía nada especial, pero continuaba

practicando, confiando en el proceso. En una semana comenzó a notar pequeños cambios: su respiración era más profunda, su ritmo cardíaco más lento y se sentía un poco más ligera.

También comenzó a incluir la gratitud en su rutina. Cada noche, antes de dormir, escribía tres cosas por las que se sentía agradecida. Al principio eran simples: la risa de su hijo, tener un techo sobre su cabeza, el aroma del café por la mañana. Pero con el tiempo su gratitud se expandió hasta incluir su propio cuerpo.

"Gracias", susurraba, "por mantenerme viva incluso cuando olvidé cuidarte."

Ese gesto de apreciación suavizó algo dentro de ella.

Con los meses, sus rituales se volvieron naturales. Empezó a caminar en el parque, sincronizando su respiración con cada paso, imaginando que cada inhalación llevaba energía sanadora a su cuerpo. Cuando aparecían dificultades —facturas, plazos, noches sin dormir— regresaba a su práctica. En lugar de entrar en pánico, respiraba y se recordaba:

"Esto también forma parte de mi sanación."

Poco a poco, sus síntomas comenzaron a desaparecer. Su energía regresó, su digestión mejoró y su mente se volvió más clara. Su médico, sorprendido por su recuperación, le preguntó qué había cambiado.

Ella sonrió y respondió:

"Dejé de luchar contra mi cuerpo y empecé a hablar con él."

Un año después, Maya ya no necesitaba medicamentos. Describía su salud no como perfección, sino como **una alianza con su cuerpo**. Enseñó a su hijo los mismos principios: detenerse, respirar y hablar con amabilidad a su propio cuerpo. Juntos crearon un ritual familiar. Cada noche, antes de dormir, colocaban sus manos sobre el corazón y decían:

"Gracias, cuerpo, por hoy."

Se convirtió en su pequeño y sagrado momento de gratitud.

Cuando sus amigos le preguntaban sobre su transformación, Maya siempre respondía lo mismo:

"Empecé a escuchar. Mi cuerpo nunca fue el problema; estaba esperando que recordara cómo cuidarlo."

Con el tiempo comenzó a impartir pequeños talleres en su comunidad, compartiendo su historia. Su mensaje era simple pero profundo:

"La sanación no es un milagro que te ocurre. Es una

conversación que aprendes a tener contigo mismo cada día."

Años después, Maya seguía practicando el mismo ritual matutino: respiración tranquila, afirmaciones suaves, gratitud y movimiento. Su salud permanecía estable y su espíritu firme. Había descubierto algo que muchos olvidan: que el cuerpo no es solo una máquina que mantener, sino una conciencia viva que nutrir.

La medicina más poderosa siempre estuvo dentro de ella.

Y al unir mente, cuerpo y espíritu, dejó de buscar la salud fuera de sí misma.
Ahora la respiraba, la vivía y la llevaba consigo a donde fuera.

Epílogo — Regresando A La Fuente De La Sanación

La sanación no es algo que simplemente nos ocurre; es algo que sucede **a través de nosotros**. A lo largo de este libro has explorado la extraordinaria inteligencia de la mente y su conexión inseparable con el cuerpo. Has aprendido que cada creencia, cada palabra y cada emoción actúan como una instrucción que moldea la química del cuerpo y dirige su energía. Pero más allá de toda la ciencia y la práctica existe una verdad atemporal: **naciste con todo lo que necesitas para sanar**. El cuerpo no es frágil; es milagroso. La mente no está separada de él; es la corriente que lo anima. Juntos forman el sistema de sanación más sofisticado jamás creado: uno que escucha tus pensamientos, responde a tus emociones y refleja tu mundo interior con precisión.

Como has visto, la creencia no es pensamiento ilusorio; es la **arquitectura de la biología**. Lo que esperas se convierte en la señal que tu cuerpo sigue. El efecto placebo, alguna vez considerado una simple curiosidad, es la prueba viva de tu poder innato de sanación. Demuestra que cuando crees en el bienestar, tu cerebro genera medicina; cuando crees en el peligro, tu cuerpo se prepara para la batalla. La elección entre estos dos estados ocurre innumerables veces cada día, muchas veces sin que lo notes. El verdadero dominio de la sanación comienza cuando tomas conciencia de esa elección y asumes la responsabilidad de ella: cuando decides, momento a momento, enviar a tu cuerpo mensajes de confianza, gratitud y amor en lugar de miedo.

El mundo moderno nos ha enseñado a externalizar la sanación: depender de pastillas, procedimientos y autoridades externas. Sin embargo, los mayores avances de la medicina moderna están señalando hacia adentro. La ciencia comienza a confirmar lo que las tradiciones antiguas siempre supieron: **el sanador vive dentro de ti**. Tus pensamientos influyen en tus hormonas, tus emociones afectan a tus células inmunológicas y tus creencias organizan el equilibrio de tus sistemas internos. Esto no significa rechazar la medicina externa; significa convertirte en un participante consciente de ella. Cada tratamiento funciona mejor cuando tu mente lo respalda. Cada célula trabaja con mayor inteligencia cuando está guiada por la confianza en lugar de la duda. La sanación no es pasiva: es una alianza entre la ciencia y el espíritu, entre lo que haces y lo que piensas mientras lo haces.

Si hay un principio que debes llevar contigo después de estas páginas, es este: **el cuerpo escucha al amor**. El amor no es solo una emoción; es una frecuencia de coherencia. Calma el sistema nervioso, sincroniza los ritmos del corazón y del cerebro y activa genes relacionados con la reparación y la resiliencia. Cuando amas a tu cuerpo —incluso cuando está experimentando dolor— invitas a la cooperación en lugar de la resistencia. Cuando amas tu vida —incluso con su incertidumbre— creas seguridad, y la seguridad es el fundamento biológico de la sanación. El amor es la medicina que está debajo de todas las demás medicinas. Es lo que hace que las células se alineen, que la respiración se profundice y que el sistema inmunológico se fortalezca. Es el estado más natural del ser, y cuando vuelves a él, vuelves al equilibrio.

Pero sanar no es un destino final. Es una **relación diaria**: una conversación que mantienes contigo mismo a través de tus pensamientos, tus palabras y tus emociones. Algunos días será fácil; otros requerirá paciencia y perdón. La mente puede regresar a viejos hábitos de miedo, y el cuerpo puede reflejar esa tensión. Sin embargo, incluso en esos momentos, tienes poder. El simple hecho de recordar que puedes cambiar tu estado —que puedes respirar, confiar y elegir de nuevo— es suficiente para comenzar otra vez. Cada vez que regresas a la gratitud o a la paz, entrenas tu biología para elegir el bienestar en lugar de la preocupación. Con el tiempo, esta práctica se vuelve natural. La mente deja de luchar contra el cuerpo y comienza a guiarlo suavemente, como un director que dirige una orquesta.

La sanación también se extiende más allá del individuo. El campo electromagnético del corazón, influido por tus emociones, se irradia hacia los demás. Cuando cultivas paz, quienes te rodean se sienten más seguros; cuando encarnas gratitud, otros la perciben y la reflejan. De esta manera, la sanación es contagiosa. No necesitas predicar ni explicar; tu energía se convierte en la enseñanza. Familias, comunidades e incluso lugares de trabajo pueden transformarse cuando una sola persona elige coherencia en lugar de caos. Esta es una dimensión poco comprendida del efecto placebo: no pertenece solo a un cuerpo individual, sino al campo colectivo de la humanidad. **Cuando sanas en tu interior, ayudas a sanar el mundo.**

La práctica diaria del dominio mente–cuerpo es simple, pero profunda. Despierta cada mañana agradeciendo el aliento que se mueve dentro de ti. Habla con tu cuerpo como hablarías con un amigo querido: con suavidad, paciencia y confianza. Cuando aparezca el estrés, regresa a tu corazón y respira hasta que su ritmo se suavice. Antes de dormir, agradece a tu cuerpo por haberte sostenido durante otro día. Estos pequeños momentos, repetidos con constancia, reprograman tu biología más profundamente que cualquier medicamento. Le recuerdan a tu sistema nervioso que estás a salvo, que la vida está de tu lado y que cada célula dentro de ti trabaja a favor de tu bienestar.

A medida que avances, recuerda que la sanación no es una línea recta. Habrá días de progreso y días de pausa. Ambos forman parte del proceso. Lo más importante no es la perfección, sino la **persistencia**: la disposición de seguir presentándote para ti mismo con fe y compasión. Cuanto más practiques la presencia, más claramente escucharás la guía de tu propio cuerpo. Él te dirá lo que necesita, no con palabras, sino a través de sensaciones e intuición. Confía en esos mensajes. Son el lenguaje de tu médico interior.

Y cuando aparezca la duda —porque a veces lo hará— recuerda las historias de este libro: el hombre que sanó creyendo, la mujer que agradeció su camino de regreso a la salud, la enfermera que cambió corazones con amor. Estas historias no son excepciones; son ejemplos de lo que se vuelve posible cuando alineamos pensamiento, emoción y biología. Su secreto no fue la suerte, sino la conciencia. Recordaron lo que muchos han olvidado: que la mente y el cuerpo no están separados, sino que forman un mismo organismo continuo, y que la creencia es el puente entre ambos.

En los momentos silenciosos de tu propia vida, cuando cierres los ojos y coloques tu mano sobre tu corazón, recuerda esto: **tu cuerpo está escuchando**. Cada pensamiento que envías se convierte en un mensaje de instrucción. Cada emoción se transforma en una dosis de química. Háblale con amabilidad.

Guíalo con confianza. Nútrelo con gratitud. Y cuando no sepas por dónde comenzar, comienza con amor, porque el amor es la primera y la última medicina, la fuente de la cual fluye toda sanación.

No estás roto.
No estás indefenso.

Eres un sistema vivo de inteligencia diseñado para restaurarse a sí mismo, guiado por la energía de tu propia conciencia. La medicina dentro de ti no tiene fecha de expiración, no tiene costo y no tiene límite. Está presente en cada respiración y en cada latido que te sostiene. Todo lo que pide es que recuerdes su existencia, escuches su sabiduría y permitas que actúe a través de ti.

La sanación, al final, no consiste en volver a ser quien eras. Consiste en **convertirte en quien realmente eres**. La mente es el artista, el cuerpo el lienzo y la fe el pincel. Juntos pintan un retrato de plenitud que nunca se perdió realmente, solo fue olvidado.

Naciste con el poder de sanar.
Aún lo llevas dentro.

Y ahora, con conciencia, puedes vivir cada día como **medicina en movimiento**: un ser de pensamiento, emoción y energía perfectamente diseñado para renovarse a sí mismo a través de la inteligencia infinita de la vida.

www.ingramcontent.com/pod-product-compliance
Lightning Source LLC
LaVergne TN
LVHW010826051026
849532LV00007B/2623
* 9 7 9 8 3 4 9 2 1 3 7 2 4 *